整形外科テスト
ポケットマニュアル
臨床で使える徒手的検査法86

高橋仁美　金子奈央
著

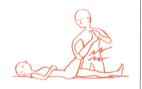

医歯薬出版株式会社

This book is originally published in Japanese
under the title of :

SEIKEIGEKA TESUTO POKETTO MANYUARU
(Pocket Manual of Orthopedic Physical Assessment)

TAKAHASHI, Hitomi
  Department of Rehabilitation, Akita City Hospital
KANEKO, Nao
  Department of Cardiovascular Medicine, Kyoto University Hospital

© 2016 1st ed.
ISHIYAKU PUBLISHERS, INC.
  7-10, Honkomagome 1 chome, Bunkyo-ku,
  Tokyo 113-8612, Japan

はじめに

　整形外科テストは理学的検査とも言われ，道具を使わない徒手検査である．臨床においては，整形外科医に限らずPTやOTなどのコメディカルスタッフも，運動器障害の評価のために整形外科テストを応用する機会がある．最近ではMRIや超音波画像などの画像検査技術の発達により，徒手検査はあまり行われない傾向があるように思われるが，徒手的な検査は，問診・視診・触診とともに患者に直に接して行う評価であり，信頼関係を形成する上でも大切なものである．

　また，徒手検査による評価は治療の流れの中にあると言える．徒手検査によって症状の現れ方や部位が同定されると，治療肢位や治療方法が決定されることも多く，得られた所見を理学療法などの治療に応用できる訳である．つまり，徒手的な検査技術はそのまま治療技術に直結することになる．よって，整形外科テストを技術的に習得することは，患者治療においても非常に重要となる．

　本書では，Ⅰ章で頸部と胸部，Ⅱ章で腰部と骨盤，Ⅲ章で上肢，Ⅳ章で下肢に関する整形外科テストをそれぞれ収載しており，付録には反射テストを入れた構成となっている．臨床で使える86の徒手的テスト（＋20の反射テスト）を正確に行えるように写真で示し，陽性の判定と注意点を分かりやすく解説している．またメカニズムやコラムにはイラストを多用して視覚的にも記憶に残るよう工夫した．ただし，病態や疾患の詳細な説明は省いている．これらについて深く知りたい時には，他の専門書を参照していただくことをお願いしたい．

　本書がPT・OTの学生や新人の臨床家にとって，評価や治療技術の向上のための参考書として有効に用いられるのであれば，我々も非常に嬉しい限りである．ポケット判としたのは，すばやく確認，理解ができるようにという思いからで，ぜひ実際の臨床や実習の場で携帯し，活用していただきたい．最後に，本書の制作に携わっていただいた編集部の戸田健太郎氏に心から感謝申し上げる．

平成28年5月

高橋　仁美
金子　奈央

目次

I 頸部・胸部

頸椎神経根の検査

- 01 ジャクソンテスト　Jackson compression test ………………………………… 2
- 02 スパーリングテスト　Spurling test …………………………………………… 3
- 03 肩引き下げテスト　shoulder depression test ………………………………… 4
- 04 イートンテスト　Eaton test …………………………………………………… 6
- 05 頸椎牽引テスト　cervical distraction test …………………………………… 8

胸郭出口症候群の検査

- 06 ライトテスト　Wright test …………………………………………………… 10
- 07 ハルステッドテスト　Halstead test ………………………………………… 14
- 08 アレンテスト　Allen test ……………………………………………………… 16
- 09 アドソンテスト　Adson test ………………………………………………… 18
- 10 エデンテスト　Eden test ……………………………………………………… 20
- 11 モーレイテスト　Morley test ………………………………………………… 22
- 12 ルーステスト　Roos test ……………………………………………………… 24

深部位置覚（後索）の検査

- 13 ロンベルグ徴候　Romberg sign ……………………………………………… 25

脊椎圧迫骨折，椎間板障害の検査

- 14 棘突起叩打テスト　spinal percussion test ………………………………… 26

胸髄レベルの病変の検査

- 15 ビーバー徴候　Beevor sign …………………………………………………… 27

II 腰部・骨盤

腰椎の可動性の検査

- 16 指床間距離　finger-floor distance; FFD …………………………………… 30
- 17 ショーバーテスト　Schober test …………………………………………… 31

目次

腰椎神経根の検査

⑱ ケンプテスト　Kemp test ……………………………………… 32

坐骨神経根の検査

⑲ マイナー徴候　Minor sign ……………………………………… 34

⑳ SLR テスト　straight leg raising test …………………………… 35

㉑ ラセーグテスト　Lasègue test ………………………………… 36

㉒ ブラガードテスト　Bragard test ……………………………… 38

㉓ ボンネットテスト　Bonnet test ………………………………… 40

㉔ ボウストリング徴候　bowstring sign ………………………… 42

㉕ フリップサイン　Flip sign ……………………………………… 44

大腿神経根の検査

㉖ 大腿神経伸展テスト　femoral nerve stretch test; FNST ……… 46

髄膜近傍の検査

㉗ ミリグラムテスト　Milgram test ……………………………… 48

㉘ バルサルバ検査　Valsalva maneuver ………………………… 49

仙腸関節の障害・梨状筋症候群の検査

㉙ ゲンスレンテスト　Gaenslen test ……………………………… 50

㉚ ニュートンテスト　Newton test ………………………………… 52

㉛ パトリックテスト　Patrick test ………………………………… 54

㉜ ヒブステスト　Hibbs test ……………………………………… 56

㉝ K. ボンネットテスト　Katayama's Bonnet test ……………… 58

Ⅲ 上肢

[肩関節] 肩腱板機能の検査

㉞ アプレースクラッチテスト　Apley scratch test ……………… 62

㉟ 有痛弧徴候　painful arc sign …………………………………… 64

㊱ ドロップアームテスト　drop arm test ………………………… 66

㊲ リフトオフテスト　lift off test ………………………………… 68

㊳ ニアーインピンジメントサイン　Neer impingement sign …… 70

㊴ ホーキンスインピンジメントサイン　Hawkins impingement sign ……… 72

［肩関節］不安定性症の検査

- ㊵ アンテリオアーアプリヘンションテスト　anterior apprehension test……74
- ㊶ ポステリオアーアプリヘンションテスト　posterior apprehension test……76
- ㊷ サルカスサイン　Sulcus sign…… 78

上腕二頭筋長頭腱機能の検査

- ㊸ スピードテスト　Speed test…… 80
- ㊹ ヤーガソンテスト　Yergason test……82

［肘関節］肘部管症候群の検査

- ㊺ 肘屈曲テスト　elbow flexion test…… 84
- ㊻ チネル徴候　Tinel sign…… 86

［肘関節］外側上顆炎の検査

- ㊼ コーゼンテスト　Cozen test…… 88
- ㊽ 指伸展テスト　finger extension test…… 90

［肘関節］内側上顆炎の検査

- ㊾ ゴルフ肘テスト　golfer's elbow test…… 92

［肘関節］内・外側側副靭帯の検査

- ㊿ 内反ストレステスト　varus stress test…… 94
- 51 外反ストレステスト　valgus stress test…… 96

［手関節］手根管症候群の検査

- 52 ファレンテスト　Phalen test…… 98
- 53 手関節のチネル徴候　Tinel wrist sign…… 100

尺骨神経麻痺の検査

- 54 フローマン徴候　Froment sign…… 102

狭窄性腱鞘炎（ドケルバン病）の検査

- 55 アイヒホッフテスト　Eichhoff test…… 104
  （フィンケルスタインテスト　Finkelstein test）

手の循環の検査

- 56 リストアレンテスト　wrist Allen test…… 106

Ⅳ 下肢

[股関節] 屈曲拘縮の検査

57 トーマステスト　Thomas test …………………………… 110

大腿直筋の短縮の検査

58 エリーテスト　Ely test …………………………… 112

大腿筋膜張筋の短縮の検査

59 オーベルテスト　Ober test …………………………… 114

股関節外転筋の筋力の検査

60 トレンデレンブルグテスト　Trendelenburg test …………………………… 116

股関節の脱臼，骨折，病変の検査

61 アリステスト　Allis test …………………………… 118

62 アンビルテスト　Anvil test …………………………… 119

63 パトリックテスト　Patrick test …………………………… 120

[膝関節] 半月板損傷の検査

64 アプレー圧迫テスト　Apley compression test …………………………… 122

65 マクマレーテスト　McMurray test …………………………… 124

[膝関節] 側副靱帯損傷の検査

66 アプレー牽引テスト　Apley distraction test …………………………… 126

67 内反ストレステスト／外反ストレステスト　varus stress test/valgus stress test …………………………… 128

[膝関節] 十字靱帯損傷の検査

68 前方引き出しテスト　anterior drawer test …………………………… 130

69 後方引き出しテスト　posterior drawer test …………………………… 132

70 ラックマンテスト　Lachman test …………………………… 134

71 後方落ち込みテスト　posterior sag test …………………………… 135

72 N-test　Nakajima test …………………………… 136

73 ピボットシフトテスト　pivot-shift test …………………………… 138

膝蓋周囲の炎症の検査

74 膝蓋骨圧迫テスト　patella femoral grinding test …………………………… 139

75 クラークテスト　Clarke test …………………………… 140

膝蓋骨脱臼の検査
76 膝蓋骨脱臼（亜脱臼）の不安テスト　apprehension test for the patella · 142

[膝関節] 関節水腫の検査
77 膝蓋骨跳動テスト　patella ballottement test ············ 144

[膝関節] 腸脛靭帯炎の検査
78 グラスピングテスト　grasping test ················ 146

アキレス腱の検査
79 トンプソンテスト　Thompson test ················ 148

[足関節] 靭帯の検査
80 足関節の前方引き出しテスト　anterior drawer test of the ankle ······· 150
81 足関節の後方引き出しテスト　posterior drawer test of the ankle ······· 152
82 足関節の内反ストレステスト　inversion stress test of the ankle ········ 154
83 足関節の外反ストレステスト　eversion stress test of the ankle ········ 156

足根管の検査
84 チネル徴候　Tinel sign ···················· 158

深部静脈血栓症の検査
85 ホーマンズ徴候　Homans sign ·················· 160

足底神経腫（モートン病）の検査
86 モートンテスト　Morton test ·················· 162

付録　反射テスト

A. 深部腱反射

上腕二頭筋腱反射（C5）　Biceps reflex ･･････････････････････････････････ 166

腕橈骨筋腱反射（C6）　Brachioradialis reflex ････････････････････････････ 167

上腕三頭筋腱反射（C7）　Triceps reflex ･･････････････････････････････････ 167

膝蓋腱反射（C4）　patellar tendon reflex ････････････････････････････････ 168

アキレス腱反射（S1）　Achilles tendon reflex ･････････････････････････････ 169

B. クローヌス

膝クローヌス　patellar clonus ･･･ 170

足クローヌス　ankle clonus ･･･ 170

C. 病的反射

下顎反射　jaw jerk reflex ･･ 171

ホフマン反射　Hoffmann reflex ･･ 171

トレムナー反射　Tromner reflex ･･ 172

ワルテンベルク反射　Wartenberg reflex ･････････････････････････････････ 172

バビンスキー反射　Babinski reflex ･････････････････････････････････････ 172

チャドック反射　Chaddock reflex ･･･････････････････････････････････････ 173

オッペンハイム反射　Oppenheim reflex ･････････････････････････････････ 173

ゴードン反射　Gordon reflex ･･ 173

シェーファー反射　Schaeffer reflex ･････････････････････････････････････ 174

ゴンダ反射　Gonda reflex ･･ 174

メンデル・ベヒテレフ反射　Mendel–Bechterew reflex ････････････････････････ 174

ロッソリモ反射　Rossolimo reflex ･･････････････････････････････････････ 175

マリー・フォア反射　Marie–Foix reflex ･･･････････････････････････････････ 175

索　引 ･･･ 176

I

頸部・胸部

頸椎神経根の検査
01 ジャクソンテスト
02 スパーリングテスト
03 肩引き下げテスト
04 イートンテスト
05 頸椎牽引テスト

胸郭出口症候群の検査
06 ライトテスト
07 ハルステッドテスト
08 アレンテスト
09 アドソンテスト
10 エデンテスト
11 モーレイテスト
12 ルーステスト

深部位置覚（後索）の検査
13 ロンベルグ徴候

脊椎圧迫骨折，椎間板障害の検査
14 棘突起叩打テスト

胸髄レベルの病変の検査
15 ビーバー徴候

01 ジャクソン テスト

頸椎神経根の検査

Jackson compression test

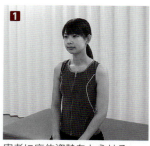
患者に座位姿勢をとらせる．

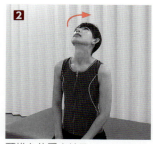
頸椎を伸展させる．

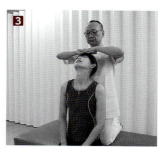
患者の頭頂部に検者の両手を載せる．

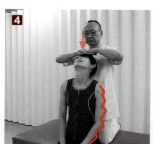
ゆっくり軽く下方へ圧迫（軸圧）を加える．

陽性 頸，肩，腕に放散痛が出現する．

放散痛が出現した側の
頸椎椎間孔の狭窄や神経根症が疑われる．

ここに注意！

本テストは椎間孔の圧迫テストであり，脊髄症状が軽微な場合に行われる．症状が強い場合は，検査により病態の悪化を招いてしまう場合があるため，自動運動だけで観察し，頭頂部からの圧迫は避ける．

02 スパーリング テスト Spurling test

頸椎神経根の検査

頸部・胸部

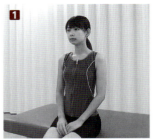

患者に座位姿勢をとらせる.

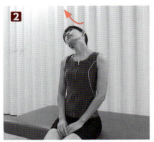

頸椎を伸展し患側へ側屈させる.

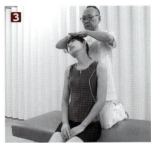

患者の頭頂部に検者の両手を載せる.

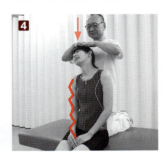

ゆっくり軽く下方へ圧迫(軸圧)を加える.

陽 性 患側の頸,肩,腕に放散痛が出現する.

放散痛が出現した側の
頸椎椎間孔の狭窄や神経根症が疑われる.

ここに注意!

本テストは椎間孔の圧迫テストであり,脊髄症状が軽微な場合に行われる.症状が強い場合は,検査により病態の悪化を招いてしまう場合があるため,自動運動だけで観察し,頭頂部からの圧迫は避ける.

03 肩引き下げテスト

頸椎神経根の検査

shoulder depression test

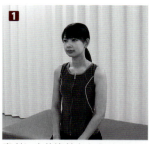

患者に座位姿勢をとらせる．

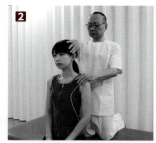

患者の患側の側頭部と肩に検者の手を当てる．

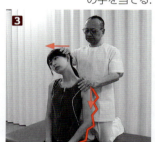

患者の頸椎を健側に側屈させ，患側の肩を押し下げる．

陽 性 患側上肢に放散痛が出現する．

神経根の圧迫，筋・筋膜の拘縮，硬膜の癒着が疑われる．

ここに注意！

本テストは神経根伸展テストである．頸椎神経根症を調べることが目的であるが，頸椎の胸郭出口症候群との鑑別が必要となることも多い．

メカニズム　mechanism

　通常は，神経根は椎間孔の中を制限なく自由に動くことができる．しかし，骨棘の形成などにより神経根周囲の組織が損傷されると，瘢痕化し神経根が圧迫される．神経根が圧迫されると可動性がなくなり，頸部側屈や肩の引き下げなどの動きで神経が無理に伸ばされ，患側上肢に症状が起こる．

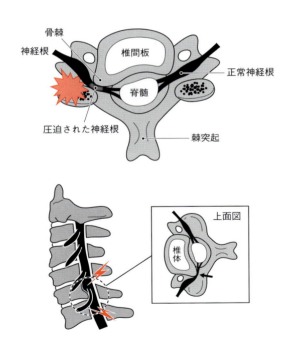

04 イートン テスト

頸椎神経根の検査

Eaton test

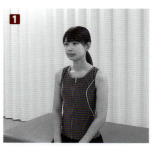

患者に座位姿勢をとらせる．

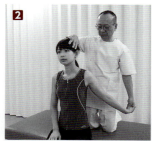

検者の一側の手を患者の患側の側頭部に当て，他側の手で患者の患側の手を背屈するように把持する．

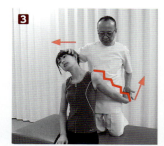

患者の頸椎を健側に側屈し，患側上肢を後下方に牽引しながら手関節背屈位で後方挙上させる．

陽性 患側上肢に放散痛が出現する．

神経根の圧迫，筋・筋膜の拘縮，硬膜の癒着が疑われる．

| ここに注意！

本テストは神経根伸展テストであるが，胸郭出口症候群との鑑別が必要となることも多い．

01 COLUMN 手がしびれる場合の見分け方

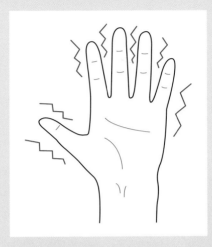

　手のしびれは，頸椎症性神経根症でも胸郭出口症候群でも起こる．イートンテストは，ハルステッドテスト（p14）とほぼ同様の手技であり，胸郭出口症候群であっても上肢の症状が出現することがある．

　頸椎症性神経根症と胸郭出口症候群の鑑別には，徒手検査の他に，頸椎症性神経根症では手の知覚運動障害，巧緻運動障害が起こること，胸郭出口症候群では，なで肩の20歳代女性で，しびれは手指・前腕の小指側に訴えることが多く，脱力感や頸部・肩・肩甲骨の間・前胸部の不快感を訴えることがあり，筋の萎縮はほとんど生じないこと，なども参考になる．

05 頸椎牽引テスト

頸椎神経根の検査

cervical distraction test

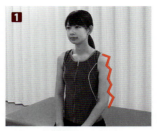

患者に座位姿勢をとらせる.

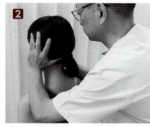

検者の両手で患者の後頭部と側頭部を把持する.

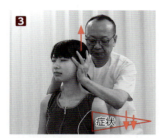

頭部を上方へ牽引し,30～60秒牽引した状態を保持する.

陽性 神経症状が緩和・消失する.牽引を解除して症状が再燃すれば,ほぼ確実に陽性と判断できる.

神経根の圧迫が疑われる.

| ここに注意！

頸部の筋が緊張していると本テストの施行が困難となるので,リラックスさせる必要がある.肩に症状のあるケースでは,牽引中に患者が上腕を動かすことで,肩の症状が緩和・消失することがあるが,この場合も頸椎の神経根圧迫が疑われる.

メカニズム　　　mechanism

　頸椎を牽引することで物理的に椎間孔を拡大させ，神経根の圧迫を解除する．

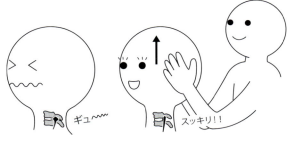

圧迫された神経根　　　圧迫が解除された神経根

06 ライト テスト
胸郭出口症候群の検査
Wright test

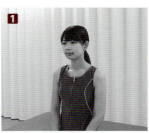
1. 患者に座位姿勢をとらせる．

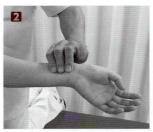
2. 患者の橈骨動脈を触診しながら，

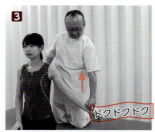
3. 肘伸展，肩外旋位の状態から外転させる．

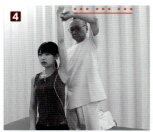
4. 肩関節180°まで外転した時の脈拍の変化を評価する．

陽性 健側と比較して，橈骨動脈の拍動の減弱または消失が明確．

烏口突起・肋骨・小胸筋下での **胸郭出口症候群が疑われる．**

ここに注意！

橈骨動脈を触診しながら外転していくが，外転の途中で拍動が減弱または消失する場合は，その時の外転角を測定しておく．また，症状がはっきりしない場合は，外転180°を保持し，患者に深呼吸させて評価する．過外転テストとよばれることもある．

メカニズム　mechanism

　肩関節を外転・外旋することで鎖骨が後方回旋し，肋鎖間隙は狭くなる．それにより，鎖骨下動脈・静脈が圧迫を受け，手の痛みやしびれ・冷感などの症状が出現する．

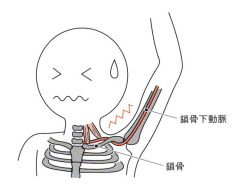

02 COLUMN 胸郭出口症候群とは

腕神経叢と鎖骨下動脈は①前斜角筋と中斜角筋の間,②鎖骨と第1肋骨の間,③小胸筋の下を走行するが,それぞれの部位で神経や血管の圧迫が生じると,①斜角筋症候群,②肋鎖症候群,③小胸筋症候群といわれ,これらをまとめて胸郭出口症候群という.

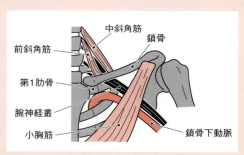

神経・血管が圧迫されやすい部位

胸郭出口症候群の症状は,上肢のしびれや痛みなどがあるが,脈管性と神経性のものがあるため鑑別が必要である(右ページコラム 03 参照).また部位によっても症状の出現が違うため徒手検査を用いて鑑別する.

狭窄の原因は,第7頸椎から出る頸肋※や第7頸椎横突起,頸肋から起始している異常な線維性索状物があげられる.

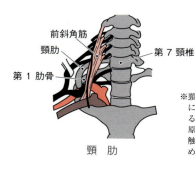

頸 肋

※頸肋…稀に第7頸椎横突起が異常に発育し,肋骨のように伸びている場合がある.胸郭出口症候群の原因のひとつにあげられている.触診では分からない場合があるため,レントゲン写真で確認をする.

03 COLUMN 評価のポイント

まずは問診で症状を聞き,脈管性か神経性かをある程度判断する(下の表を参照).

次に,症状が出現するポジション(手を上にあげたとき,カバンを肩にかける,頸部を回旋したとき,手を下げたとき,など)を聴取.

ライトテスト(小胸筋)⇒(ハルステッドテスト〔中斜角筋,肋鎖〕)⇒ アレンテスト(中斜角筋)⇒ アドソンテスト(前斜角筋)⇒ エデンテスト(肋鎖)の流れで検査すると効率よく行える.

表 脈管性と神経性の違い

脈管性

- ライトテスト,アレンテスト,アドソンテスト,ルーステスト,エデンテストが陽性
- 手や腕の腫脹
- 変色や上肢の跛行(UE claudication)
- 皮膚温や質感の変化
- 上肢拡張期血圧の 20 mmHg 以上の違い
- 寒さや活動に対する不耐性

神経性

- 筋力低下
- 頸椎の側屈に伴う疼痛
- 神経分布に沿った知覚低下(例:橈骨あるいは尺骨神経)
- 末梢神経誘発テスト陽性

〔塩田悦仁(監訳):クリニカルポケットガイド整形外科疾患の検査と診断 原著第 2 版.p80, 医歯薬出版,2011〕

07 ハルステッド テスト

胸郭出口症候群の検査

Halstead test

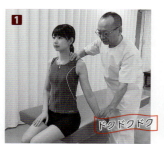

患者に座位姿勢をとらせ，検者は患者の橈骨動脈を触診しながら，

ドクドクドク

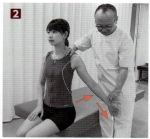

患側上肢を後下方に牽引して肩を引き下げ（ここまでエデンテストと同様），

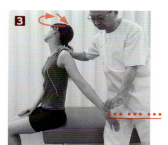

患者の頸部を健側に回旋し伸展させる．

陽性 健側と比較して，橈骨動脈の拍動の減弱または消失が明確．

肋鎖症候群や**斜角筋症候群**が疑われる．

| ここに注意！ |

患者には，胸を張らせて，肩を後下方に引かせるようにする．

メカニズム　mechanism

　肩関節を伸展すると肋鎖間隙が狭くなり，肋鎖間隙を通る血管が圧迫されて症状が出現する（肋鎖症候群の疑い）．また，頸部を回旋すると反対側の斜角筋が収縮し，鎖骨下動脈が圧迫される（斜角筋症候群の疑い）．

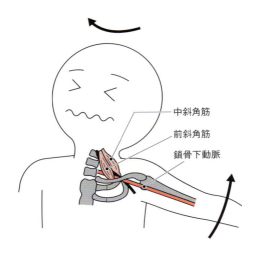

中斜角筋
前斜角筋
鎖骨下動脈

08 アレン テスト Allen test

胸郭出口症候群の検査

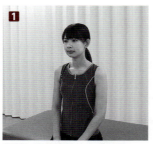

患者に座位姿勢をとらせる.

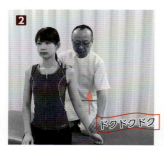
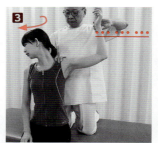

検者は患者の橈骨動脈を触診しながら患側上肢を持ち上げ,肩90°外転,肘90°屈曲位として,頸を健側に回旋させる.

| 陽 性 | 健側と比較して,橈骨動脈の拍動の減弱または消失が明確. |

斜角筋による胸郭出口症候群が疑われる.

ここに注意!

斜角筋は深吸気によって収縮し,また頸部の健側への回旋によっても患側の斜角筋が収縮する.

メカニズム mechanism

　頸部を回旋すると，反対側の斜角筋が収縮する．収縮した斜角筋に鎖骨下動脈が圧迫されると症状が出現する．

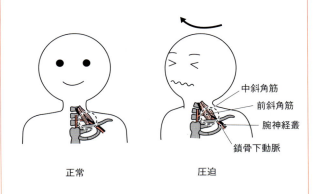

正常　　　　　　　圧迫

中斜角筋
前斜角筋
腕神経叢
鎖骨下動脈

09 アドソン テスト Adson test

胸郭出口症候群の検査

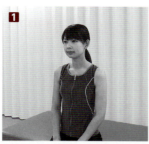

患者に座位姿勢をとらせる．

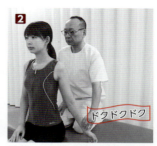

検者は，患者の橈骨動脈を触診しながら，肘伸展の状態から，

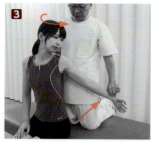

肩関節を外旋位にして軽度外転・伸展し，頸を患側に回旋させ，

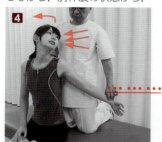

さらに頸を伸展させ，深呼吸を指示し，脈拍の変化を評価する．

陽性 健側と比較して，橈骨動脈の拍動の減弱または消失が明確．

斜角筋三角での胸郭出口症候群が疑われる．

ここに注意！

斜角筋は深吸気によって収縮するので，深吸気をさせて呼吸を一時的に止めるとよい．アドソンテストは胸郭出口症候群の中でも斜角筋症候群を鑑別するためのテストと言ってよい．

メカニズム　mechanism

　腕神経叢と鎖骨下動脈は前斜角筋と中斜角筋の間を通る．呼吸補助筋である斜角筋は深吸気によって収縮するため，斜角筋の収縮により腕神経叢や鎖骨下動脈が圧迫されると橈骨動脈の拍動が減弱または消失する．

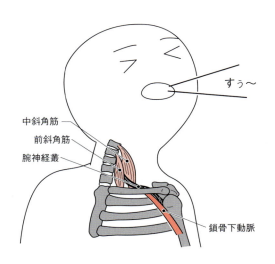

10 エデンテスト Eden test

胸郭出口症候群の検査

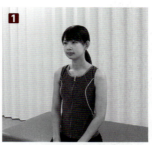
患者に座位姿勢をとらせる．

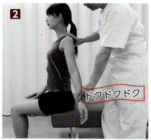
検者は患者の橈骨動脈を触診しながら，

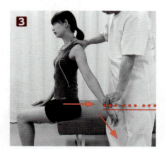
患側上肢を後下方に牽引して肩を引き下げる．

陽性 健側と比較して，橈骨動脈の拍動の減弱または消失が明確．

鎖骨と第一肋骨の間の腕神経叢と鎖骨下動脈の圧迫が示唆され，**肋鎖症候群**が疑われる．

| ここに注意！ |

患者には，胸を張らせて，肩を後下方に引かせるようにする．

メカニズム

mechanism

　肩関節を伸展すると肋鎖間隙が狭くなり，肋鎖間隙を通る血管が圧迫されて症状が出現する．

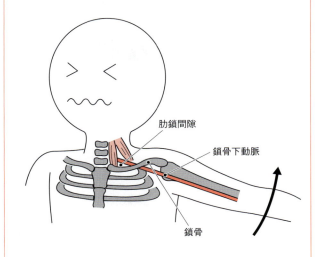

11 モーレイ テスト　Morley test

胸郭出口症候群の検査

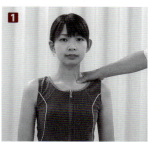

患者に座位姿勢をとらせ，鎖骨上窩で腕神経叢部に母指を当てる．

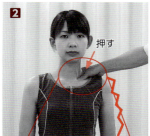

押す

圧迫する．

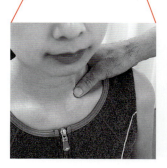

陽性 局所の圧痛，上腕から前腕までの放散痛．

胸郭出口症候群が疑われる．

ここに注意！

圧迫は1分程度とする．本テストは神経の刺激テストであり，陽性であっても頸椎疾患との鑑別が必要である．

メカニズム　mechanism

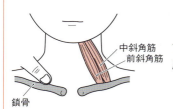

鎖骨上窩を母指で圧迫することで，腕神経叢を圧迫し放散痛が出現する．

●母指で圧迫する部位について

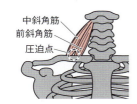

斜角筋隙（前斜角筋と中斜角筋の間と第一肋骨の間でできた三角の場所）を圧迫する．この隙間を腕神経叢と鎖骨下動脈が走行する．

04 COLUMN
前斜角筋・中斜角筋の起始停止

前斜角筋
【起始】第3（4）～6頸椎の横突起の前結節
【停止】第1肋骨の前斜角筋結節

中斜角筋
【起始】第2～7頸椎の横突起の後結節
【停止】第1肋骨の鎖骨下動脈溝の後方の隆起

12 ルース テスト Roos test

胸郭出口症候群の検査

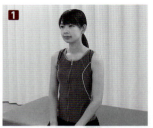
患者に座位姿勢をとらせる.

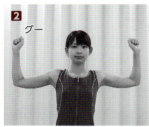
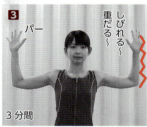

両肩 90°外転,両肘 90°屈曲位を保ちながら,手を握ったり,開いたり,の動作を 3 分間繰り返す.

陽性：上肢に疲労感・しびれ・疼痛が誘発される.あるいは,テストを 3 分間継続できない.

鎖骨下動脈の圧迫が疑われる.

ここに注意！

患者には肩をやや後方に引いた姿勢で行わせる.
三分間挙上負荷テストとよばれることもある.

13 ロンベルグ徴候 Romberg sign

深部位置覚（後索）の検査

I 頸部・胸部

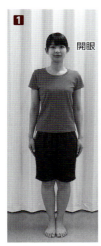
1 開眼

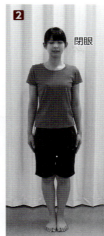
2 閉眼

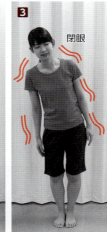
3 閉眼

まず開眼した状態で両足をそろえつま先を閉じて立たせ，バランスをとれるかどうかを調べる．

次に閉眼させて，開眼時と同じように身体のバランスをみる．

陽性 開眼時にはバランスがうまくとれるが，閉眼すると身体の動揺が大きくなる．

脊髄癆などの脊髄の後根・後索をおかす疾患でみられる．

ここに注意！

両上肢は体側に置くか，前方に挙上して行う．この際，患者が転倒しないように配慮する．本テストは深部位置覚の障害を調べるテストであり，小脳失調ではロンベルグ徴候は陰性となる．

脊椎圧迫骨折，椎間板障害の検査
14 棘突起叩打テスト
spinal percussion test

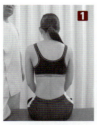
患者に腰かけ座位をとらせる．

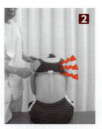
体幹を前屈させて，各胸椎から，腰椎まで，棘突起を打腱器（**4**）にて叩打する．

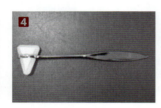

陽性 叩打によって局所痛を認める．

局所痛のあるレベルの椎体圧迫骨折が疑われる．
放散痛がある場合は，椎間板損傷の可能性を表す．

| ここに注意！

やさしく叩くと判定が不明確になりやすいことがあるので，患者にはしっかりと説明と同意を得た上で叩くようにすることが必要である．

15 ビーバー徴候 Beevor sign

胸髄レベルの病変の検査

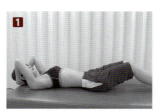
仰臥位で，両手を頭の後ろに組ませる．

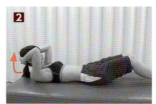
頭部を挙上させて上体を前屈するように指示する．

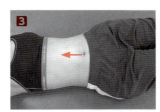
臍の動きをチェックする．

陽性 臍が上方に動く．

胸髄（T）の第10～12の神経根症状が疑われる．

ここに注意！

臍は正常では動かない．臍はT10神経根支配であるため，下部腹筋は収縮しないが，上部腹筋の収縮に伴って臍が上方に引き上げられるために起こる．臍の位置はテスト前に確認しておく．上体を起こすことが困難なケースでは検者は両下肢を押さえておくとよい．

腰部・骨盤

腰椎の可動性の検査
- 16 指床間距離
- 17 ショーバーテスト

腰椎神経根の検査
- 18 ケンプテスト

坐骨神経根の検査
- 19 マイナー徴候
- 20 SLRテスト
- 21 ラセーグテスト
- 22 ブラガードテスト
- 23 ボンネットテスト
- 24 ボウストリング徴候
- 25 フリップサイン

大腿神経根の検査
- 26 大腿神経伸展テスト

髄膜近傍の検査
- 27 ミリグラムテスト
- 28 バルサルバ検査

仙腸関節の障害・梨状筋症候群の検査
- 29 ゲンスレンテスト
- 30 ニュートンテスト
- 31 パトリックテスト
- 32 ヒブステスト
- 33 K. ボンネットテスト

腰椎の可動性の検査
16 指床間距離 finger–floor distance; FFD

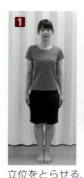
立位をとらせる.

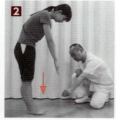
膝を伸展したまま，体幹を前屈させる.

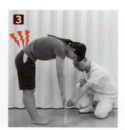
下垂した手指先端と床の距離を測定し，腰椎前屈の可動性を評価する.

陽性 腰椎部に疼痛があり，床まで届かない場合に，手指先端と床の距離をマイナスで評価する.

腰椎部の疼痛や腰部筋肉に緊張（spasm）がある場合は，前屈が制限される.
また，ハムストリングスの短縮があっても制限される.

ここに注意！

胸椎は肋骨による可動域の制限を受けるが，腰椎には肋骨は付着していないこと，また，関節突起がより矢状面に近いこともあり，特に屈曲・伸展の可動性が大きくなる.

17 ショーバー テスト

腰椎の可動性の検査 / Schober test

腰部・骨盤

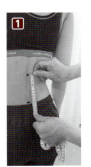
第5腰椎棘突起の高さなど腰仙部の1点と，その上方10cmの位置に印をつける．

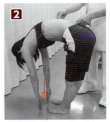
立位から膝を伸展したまま体幹を前屈させる．

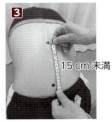
15 cm 未満

最大前屈時の2点間の距離をテープメジャーで測る．

| 陽性 | 正常では2点間の距離は5cm以上伸びる．5cm未満であれば陽性である． |

前屈制限があると判断される．
強直性脊椎炎では陽性となる．

ここに注意！

胸椎は肋骨による可動域の制限を受けるが，腰椎には肋骨は付着していないこと，また，関節突起がより矢状面に近いこともあり，特に屈曲・伸展の可動性が大きくなる．

18 ケンプ テスト Kemp test

腰椎神経根の検査

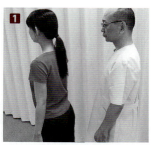

立位をとらせる.

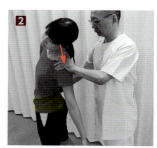
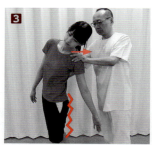

体幹の患側への側屈,伸展を強制する.

陽 性 殿部から下肢後面に放散痛がみられる.

腰椎神経根の圧迫病変が疑われる.

ここに注意!

下肢への放散痛がなく,腰椎の局所痛のみの場合は,椎間板の損傷を疑う.

メカニズム　mechanism

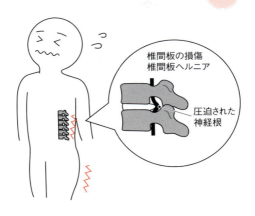

　体幹を側屈しながら伸展することにより，腰椎の椎間孔が狭くなる．通常は，椎間孔は広く，神経根は圧迫されないが，椎間板の損傷や椎間板ヘルニアなどがあると神経根が圧迫され，痛みやしびれが出現する．側屈した側と同側に痛みやしびれが出現すれば後根の神経根（腰部脊柱管狭窄症），反対側に痛みやしびれが出現すれば前根の神経根の圧迫（椎間板内側ヘルニア）が疑われる．

●ポイント
　椎間板の損傷が後根にあるか，前根にあるかの鑑別が可能である．

坐骨神経根の検査
19 マイナー徴候 Minor sign

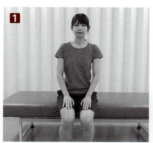

端座位をとらせる.

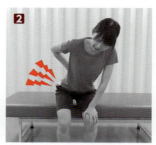

立ち上がるよう指示する.

陽性 疼痛側の下肢を曲げたままの状態で，痛みのある部を無意識に手で押さえたりして非疼痛側のみで立ち上がろうとする．

根性の坐骨神経痛が疑われる．

ここに注意！

腰痛がある患者は，坐骨神経痛のある下肢をかばいながらの立位になるのが一般的な徴候であるが，これは起立時の腰椎伸展による疼痛であり，本テストではこの様子を観察している．

20 SLR テスト

坐骨神経根の検査

straight leg raising test

Ⅱ 腰部・骨盤

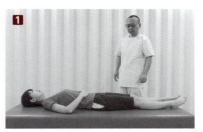

膝を伸ばした背臥位をとらせる.

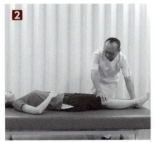

患側下肢を膝伸展位のまま把持する.

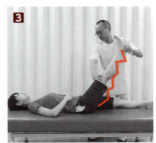

ゆっくり 90°か，痛みが現れる位置まで挙上（屈曲）する.

陽 性 殿部・大腿後側に放散痛が生じる.

放散痛は坐骨神経痛症状であり，腰椎椎間板ヘルニアが疑われる.

| ここに注意！

膝の後側のにぶい痛みは，ハムストリングスの tightness があっても生じるので，鑑別が必要となる.

21 ラセーグ テスト　Lasègue test

坐骨神経根の検査

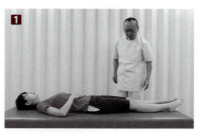

膝を伸ばした背臥位をとらせる.

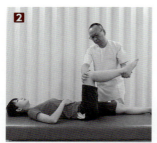
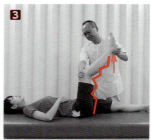

股関節を 90°程度屈曲, 膝関節屈曲位から, 痛みが現れる位置まで膝関節を伸展していく.

陽性　股関節と膝関節の両方屈曲時に痛みがなく, 膝を伸展した時に SLR テスト同様の痛みが現れる.

放散痛は坐骨神経痛症状であり, 椎間板ヘルニアが疑われる.

ここに注意!

膝の後側のにぶい痛みは, ハムストリングスの tightness があっても生じるので, 鑑別が必要となる.

メカニズム

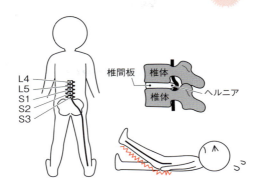

　坐骨神経は第4腰神経〜第3仙骨神経からなり，大坐骨孔を通り大腿後面を走行する．その後，膝窩で総腓骨神経と脛骨神経に分かれる．
　下肢を伸展挙上することで坐骨神経が引き伸ばされ，下肢痛が出現する．
　一般的に，L4/5，L5/S1椎間板ヘルニアで陽性になることが多い．

22 ブラガード テスト

坐骨神経根の検査

Bragard test

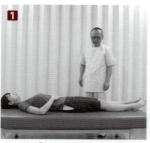

膝を伸ばした背臥位をとらせる．

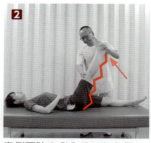

患側下肢のSLRテストを行い，痛みが現れた角度より，

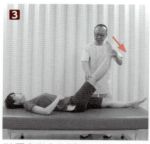

5°程度挙上を緩めて痛みが消失したところで，

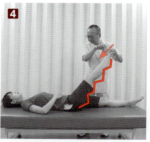

足関節背屈を強要する．

陽 性 大腿後側や下腿に痛みが現れたときは，SLRテスト同様に陽性となる．

放散痛は坐骨神経痛症状であり，椎間板ヘルニアが疑われる．

| ここに注意！

膝の後側のにぶい痛みは，ハムストリングスのtightnessがあっても生じるので，鑑別が必要となる．

メカニズム mechanism

下肢の伸展挙上，足関節の背屈によって坐骨神経は引き伸ばされる．よって，下肢挙上角度を多少緩めても，足関節背屈を行うと坐骨神経が引き伸ばされて疼痛が出現する．

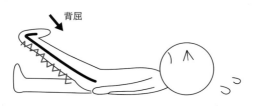

05 COLUMN
椎間板ヘルニアの障害部位と運動・感覚・反射

椎間腔	神経根	筋節	皮膚感覚帯	反射
L3-4	L4	前脛骨筋	殿部内側〜大腿外側，脛骨内側，母趾	膝蓋腱
L4-5	L5	長母趾伸筋	大腿後外側，下腿外側，足背，第1〜3趾	後脛骨筋腱，内側ハムストリングス
L5-S2	S1-2	殿筋，ハムストリングス，腓骨筋，腓腹筋，ヒラメ筋	大腿後面，下腿，足部外側，踵	アキレス腱

〔塩田悦仁（監訳）：クリニカルポケットガイド整形外科疾患の検査と診断 原著第2版. p162, 医歯薬出版, 2011〕

23 ボンネット テスト Bonnet test
坐骨神経根の検査

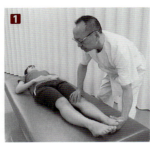
膝を伸ばした背臥位をとらせる．

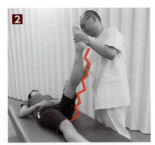
患側下肢の SLR テストを行い，痛みが現れた角度より，

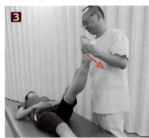
5°程度挙上を緩めて痛みが消失したところで，

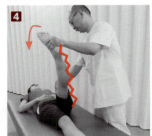
股関節の内転・内旋を強要する．

陽 性 大腿後側や下腿に痛みが現れたときは，SLR テスト同様に陽性となる．

放散痛は坐骨神経痛症状であり，椎間板ヘルニアが疑われる．

ここに注意！

根症状が認められず本テストが陽性の時は梨状筋症候群を疑う．膝の後側のにぶい痛みは，ハムストリングスの tightness があっても生じるので，鑑別が必要となる．

COLUMN 06 坐骨神経と梨状筋の関係

　坐骨神経は梨状筋の下を通過するため，梨状筋が短縮している場合は坐骨神経を圧迫・絞扼し，下肢に痛みやしびれを出現させる．

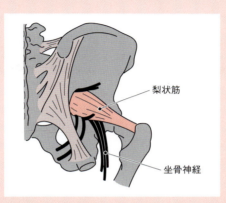

24 ボウストリング徴候 bowstring sign

坐骨神経根の検査

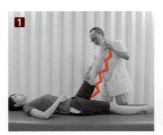

1 背臥位にて，SLRが陽性の角度まで下肢を挙上する．

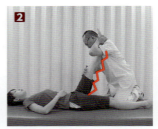

2 股関節の角度は変えずに，患者の足を抱え込むようにして肩に乗せる．

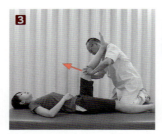

3 膝をゆっくりと痛みが消える角度まで屈曲させる．

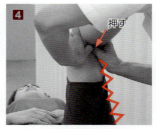

4 次に左右の親指を膝窩の中央に置き，やや強めに押す．

陽性 大腿後面から殿部にかけて疼痛が発生するなど症状が再現されたら陽性で，膝窩だけの痛みは陰性である．

放散痛は坐骨神経痛症状であり，椎間板ヘルニアが疑われる．

ここに注意！

緊張のかかった坐骨神経に対して，弓の弦をはじくような刺激により疼痛が誘発される．

メカニズム　　　mechanism

　緊張のかかった坐骨神経を膝窩部で圧迫することで，緊張がさらに高まる．

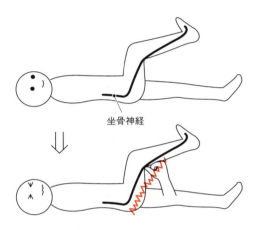

坐骨神経

25 フリップ サイン Flip sign

坐骨神経根の検査

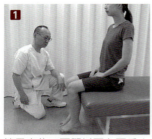
椅子座位で下腿以下を下垂させる.

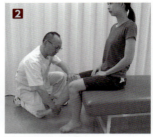
足部を持ち上げる.

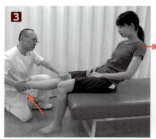
膝を伸展させる.

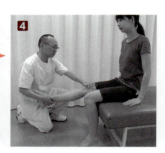

陽性 腰椎前弯が消失し後方に倒れそうになれば（**3**）陽性で，抵抗なく足を上げられるとき（**4**）は陰性である.

腰椎椎間板ヘルニア，坐骨神経痛の可能性がある.

ここに注意！

腰椎椎間板ヘルニアによる痛みであれば，下腿を挙上した際の痛みは SLR 陽性時の角度と同じ角度で惹起される.

メカニズム　　mechanism

　下肢を伸展挙上し坐骨神経を伸張すると疼痛が出現し，とっさに体を後ろに倒して痛みを和らげようとする．

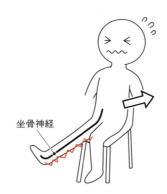

坐骨神経

07 COLUMN
精神的問題が疑われる場合

　SLRが陽性でフリップサインが陰性ならば，詐病の可能性が高くなる．足部を持ち上げ膝を伸展させる際には，筋力測定や感覚検査をするなどして注意を逸らしておくとよい．

26 大腿神経伸展テスト

大腿神経根の検査

femoral nerve stretch test; FNST

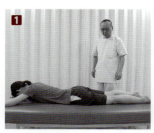
腹臥位をとらせる．

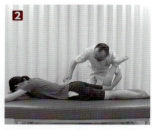
殿部を固定し，膝を90°屈曲位とする．

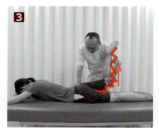

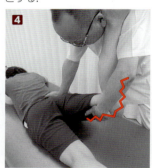

患者の膝を持って大腿を持ち上げながら股関節を伸展する．

陽性 大腿前面や下腿内側に放散痛が生じる．

大腿前面への放散痛でL3神経根の障害，下腿内側への放散痛でL4神経根の障害が疑われる．

ここに注意！

本テストにより，大腿神経が伸展され，この伸展力が腰椎神経根を刺激し疼痛が誘発される．

メカニズム

大腿神経は第2腰神経～第4腰神経から出て，大腿の前面から内側を支配する．上位腰椎に椎間板ヘルニアが存在すると，股関節の伸展挙上により大腿神経が伸張され，大腿前面に痛みが出現する．

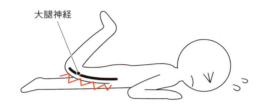

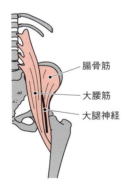

大腿神経は大腰筋と腸骨筋の間を通るため，これらの筋の過緊張によっても大腿神経支配領域の症状が出現する．

27 ミリグラム テスト — Milgram test

髄膜近傍の検査

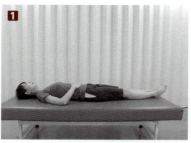

背臥位で両足を膝伸展位で揃えさせる.

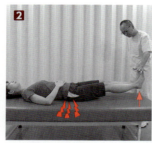
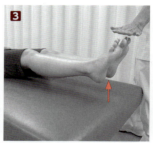

踵を10cm程度挙上させ,この状態を維持させる.

| 陽 性 | 30秒以内に腰痛を生じれば陽性である. 正常であれば,30秒以上腰痛を生じることなく持続できる. |

通常,椎間板ヘルニアでは陽性となる.

ここに注意!

本テストにより髄液圧が上昇するが,髄膜内外に病変が存在すると,疼痛のために踵の挙上位を保持することができない.腹筋が弱くても下肢挙上できないため,腹筋の確認も必要である.

28 バルサルバ検査 Valsalva maneuver

髄膜近傍の検査

II 腰部・骨盤

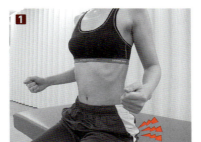

腰掛座位で,排便時のように力ませ腹圧を加えさせる.

陽 性 殿部や下肢に疼痛が放散する.

通常,椎間板ヘルニアでは陽性となる.

ここに注意!

本テストにより髄液圧が上昇するが,髄膜内外に病変が存在すると,殿部や下肢に疼痛が放散する.

29 ゲンスレン テスト

仙腸関節の障害・梨状筋症候群の検査

Gaenslen test

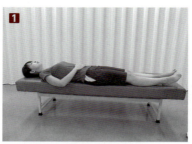

診察台の端に背臥位をとらせる.

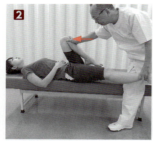

健側の股膝を屈曲位にし，その後，患側の下肢を診察台の外に出して，

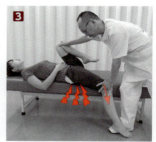

徐々に患側下肢の伸展を強要する.

> **陽 性** 仙腸関節部に痛みが誘発される.

仙腸関節の病変が示唆される.

ここに注意！

本テストを患者一人で行わせる場合は，両下肢を胸に抱えさせてから，健側下肢のみを胸に保持したまま，患側下肢を診察台から降ろして股関節を徐々に伸展させるとよい.

メカニズム　　mechanism

　患側の股関節を伸展することで，仙腸関節にストレスを加え疼痛を誘発させる．仙腸関節部に炎症などの病変があれば疼痛が出現する．

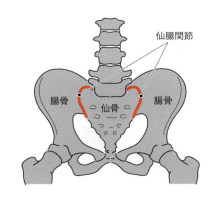

仙腸関節 / 腸骨 / 仙骨 / 腸骨

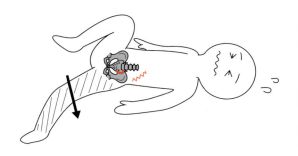

30 ニュートン テスト (Newton test)

仙腸関節の障害・梨状筋症候群の検査

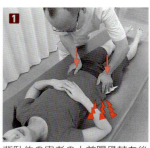

背臥位の患者の上前腸骨棘を後方に押す（第1手技：腸骨押し開き試験）．

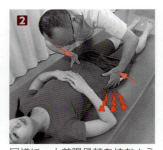

同様に，上前腸骨棘を挟むようにして正中方向に圧迫する（第2手技：腸骨圧迫試験）．

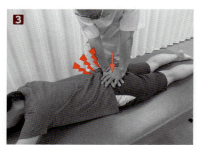

腹臥位にして，仙骨部に体重を加えて圧迫する（第3手技：仙骨圧迫試験）．

陽性 仙腸関節部に痛みが誘発される．

仙腸関節靭帯や仙腸関節の障害を疑う．

ここに注意！

3つの手技で仙腸関節の各運動方向での疼痛を確認する．出産後の腰痛などの評価で利用される．

メカニズム　　　mechanism

①〜③の各方向から仙腸関節にストレスを加えることで疼痛を誘発させる．

①の方向に力を加えると，仙腸関節の前方の靭帯にストレスが加わることで疼痛が誘発される．

②の方向に力を加えると，仙腸関節の後方の靭帯が引き伸ばされてストレスが加わり，疼痛が誘発される．

③の方向に力を加えると，間接的に腸骨を押すため仙腸関節の前方の靭帯にストレスが加わり，疼痛が誘発される．

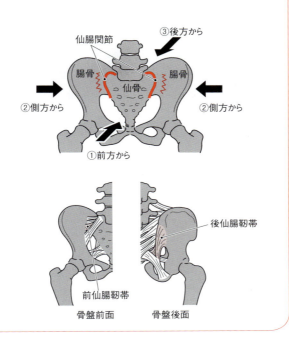

31 パトリック テスト Patrick test

仙腸関節の障害・梨状筋症候群の検査

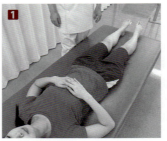

患者に背臥位をとらせる.

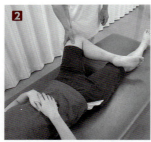

検側の踵を反対側の膝の上に置き,

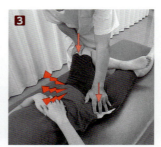

検者は上前腸骨棘と膝を押さえ, 股関節を外転・開排して可動域を拡げるようにする.

陽 性 仙腸関節部に痛みが誘発される.

仙腸関節周囲の病変を疑う.

| ここに注意！|

別名"Fabere test（ファベレテスト）ともよばれる. Fabere は, テストの肢位が屈曲・外転・外旋・伸展であること, すなわち, <u>F</u>lexion・<u>Ab</u>duction・<u>E</u>xternal <u>R</u>otation・<u>E</u>xtension に由来する.

メカニズム　　　mechanism

　反対側の骨盤が持ち上がらないように，上前腸骨棘を押さえる．間接的に仙腸関節にストレスを加え，仙腸関節の病変を探る．

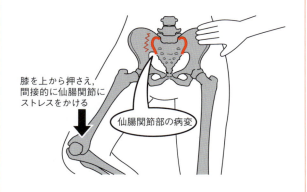

膝を上から押さえ，間接的に仙腸関節にストレスをかける

仙腸関節部の病変

股関節炎などの股関節の病変を探る際にも使われる．

32 ヒブス テスト Hibbs test

仙腸関節の障害・梨状筋症候群の検査

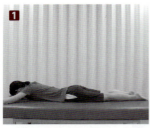
患者に腹臥位をとらせる.

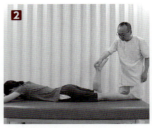
膝を90°程度屈曲させる.

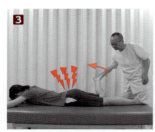
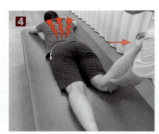
そのまま足を外側に倒し,股関節を内旋させる.

陽性 仙腸関節部に痛みが誘発される.

仙腸関節周囲の病変を疑う.

ここに注意!

股関節を内旋することで,仙腸関節部の痛みはその部の異常を意味し,股関節の痛みはその部の障害を示唆する.

メカニズム　　　　　mechanism

　股関節内旋により仙腸関節に外方へのストレスが加わり，疼痛が誘発される．

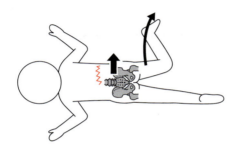

●ポイント
　仙腸関節由来の腰痛を鑑別する際に用いられる．

33 K.ボンネットテスト

仙腸関節の障害・梨状筋症候群の検査

Katayama's Bonnet test

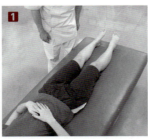
患者に背臥位をとらせる.

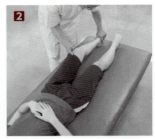
患側の股関節と膝関節を屈曲し,

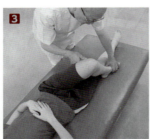
患側の足関節を健側下肢の外側に移動させ,

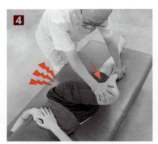
膝関節部を外側から健側方向に押して内転させる.

陽 性 殿部や大腿後面に疼痛が出現する.

梨状筋症候群が疑われる.

ここに注意!

坐骨神経痛があるが根症状が認められず,本テスト陽性であれば梨状筋症候群が疑われる.基本的にはK.ボンネットテストは梨状筋症候群のテストで,ボンネットテスト(p40)は腰部神経根テストである.

メカニズム

梨状筋が引き伸ばされることで梨状筋下孔を通る坐骨神経にストレスが加わる．梨状筋の短縮などにより梨状筋部で坐骨神経の圧迫・絞扼がある場合に，疼痛が誘発される．

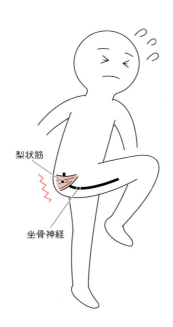

III 上肢

[肩関節] 肩腱板機能の検査
- 34 アプレースクラッチテスト
- 35 有痛弧徴候
- 36 ドロップアームテスト
- 37 リフトオフテスト
- 38 ニアーインピンジメントサイン
- 39 ホーキンスインピンジメントサイン

[肩関節] 不安定性症の検査
- 40 アンテリオアーアプリヘンションテスト
- 41 ポステリオアーアプリヘンションテスト
- 42 サルカスサイン

上腕二頭筋長頭腱機能の検査
- 43 スピードテスト
- 44 ヤーガソンテスト

[肘関節] 肘部管症候群の検査
- 45 肘屈曲テスト
- 46 チネル徴候

[肘関節] 外側上顆炎の検査
- 47 コーゼンテスト
- 48 指伸展テスト

[肘関節] 内側上顆炎の検査
- 49 ゴルフ肘テスト

[肘関節] 内・外側側副靭帯の検査
- 50 内反ストレステスト
- 51 外反ストレステスト

[手関節] 手根管症候群の検査
- 52 ファレンテスト
- 53 手関節のチネル徴候

尺骨神経麻痺の検査
- 54 フローマン徴候

狭窄性腱鞘炎の検査
- 55 フィンケルスタインテスト

手の循環の検査
- 56 リストアレンテスト

34 アプレースクラッチ テスト

[肩関節] 肩腱板機能の検査

Apley scratch test

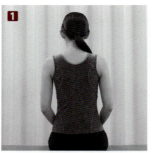
立位または腰掛け座位をとらせる．

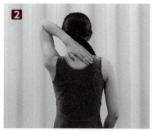
腕を持ち上げ，手を後頭部から反対側の肩甲骨上部に触れるよう指示する．

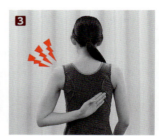
次に，腕を下げ手を背中にまわし，反対側の肩甲骨の下部に触れるように指示し，この動きを繰り返させる．

陽 性 肩の痛みが誘発される．

肩の痛みが増大するとき，主に棘上筋腱炎が示唆される．

| ここに注意！ |

本テストでは，外転・外旋と内転・内旋を組み合わせた運動を繰り返させている．凍結肩では可動域が制限される．

08 COLUMN
回旋筋腱板（ローテーターカフ）

回旋筋腱板（ローテーターカフ）は，棘上筋，棘下筋，小円筋，肩甲下筋からなり，肩関節の動的安定性・関節包内運動を円滑にスムーズに動かす働きをもつ．

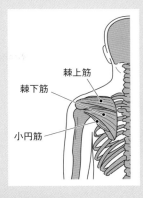

棘上筋
【起始】肩甲骨（棘上窩）
【停止】上腕骨（大結節）
【支配神経】肩甲上神経
【主な機能】肩関節の外転

棘下筋
【起始】肩甲骨（棘下窩）
【停止】上腕骨（大結節）
【支配神経】肩甲上神経
【主な機能】肩関節の外旋，伸展

小円筋
【起始】肩甲骨（外側縁・下角）
【停止】上腕骨（大結節）
【支配神経】腋窩神経
【主な機能】肩関節の内転，伸展，外旋

肩甲下筋
【起始】肩甲骨（肩甲下窩）
【停止】上腕骨（小結節）
【支配神経】肩甲下神経
【主な機能】肩関節の内旋，水平屈曲

35 有痛弧徴候 [肩関節] 肩腱板機能の検査 painful arc sign

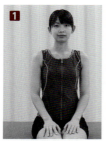
腰掛け座位をとらせる.

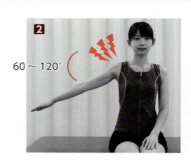

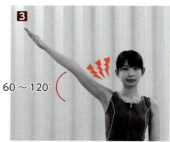

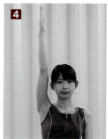

2〜4 上肢を外転するように指示し,ゆっくりと自動的に挙上させる.

陽 性 上肢を挙上または挙上位から降ろしてくる際,外転 60〜120°の間(2〜3)で疼痛が増強し,それ以外の範囲では疼痛が消失または軽減する.

腱板断裂,腱板炎,肩峰下滑液包炎が疑われる.

ここに注意!

外転 60〜120°の間での疼痛は,大結節部が烏口肩峰アーチ下を通過する際の痛みである.肩峰下滑液包炎では他動運動でも疼痛が認められる.

メカニズム　mechanism

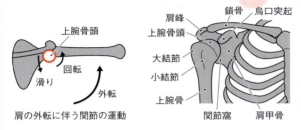

肩の外転に伴う関節の運動

肩関節を外転する際，上腕骨頭が肩甲骨に対して「回転」しながら下方へ「滑る」運動をする．

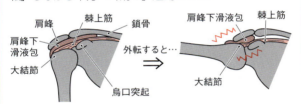

肩関節を外転していくと，60～120°の間で肩峰下面と大結節の間隙が狭くなり，肩峰下滑液包や腱板が挟みこまれ，腱板や肩峰下滑液包が障害されている場合に疼痛が生じる．60°以下や120°以上ではこの間隙は拡大しているため，疼痛は出現しない．

腱板炎と肩峰下滑液包炎は両方障害されていることが多く，鑑別が難しい．

	有痛弧サイン	自発痛・夜間痛	その他
腱板炎	＋	－	大結節の圧痛 ＋
肩峰下滑液包炎	＋	＋	三角筋中部線維の付着部の圧痛 ＋

36 ドロップアーム テスト

[肩関節] 肩腱板機能の検査

drop arm test

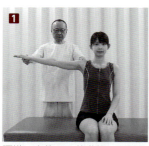

腰掛け座位で,他動的に肩関節を外転させる.

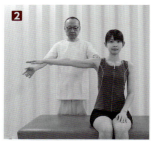

90°付近で手を離す.

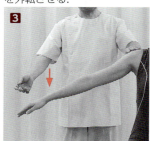

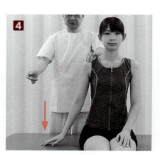

陽性　肩の外転位を保持できなかったり(**3**),腕が落ちたりする(**4**).

腱板の損傷・断裂が疑われる.

ここに注意!

検者が上肢の支持を解除した途端に痛みを訴え,保持困難となる例もある.また,どうにか外転位を保持できても,上側から軽く叩くなどの抵抗を上腕に加えて上肢が落ちるようであれば,陽性である.

メカニズム　　　mechanism

　棘上筋は肩関節を外転させ，肩関節の動的安定性に働く．棘上筋が損傷している場合，肩関節外転運動に伴う肩関節の安定性が低下し，肩関節を外転位に保持できず腕が落ちてしまう．

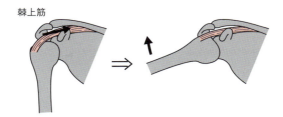

棘上筋

●ポイント
　肩甲骨を外転させ代償すると，見かけ上，上肢も45°程度は外転ができてしまうため，肩甲骨の動きにも注意が必要である．

［肩関節］肩腱板機能の検査
37 リフトオフ テスト lift off test

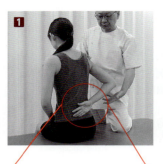
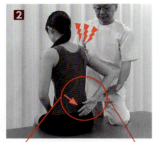

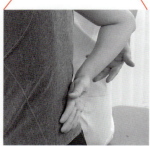
腰掛け座位で，手の甲を腰背部に接した位置から，

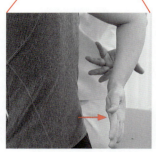
手背を腰背面から後方に浮かして肩関節内旋を強制させる．

陽 性 手を腰背部から離すことができない，あるいは疼痛が出現する．

肩甲下筋力低下，肩甲下筋断裂が疑われる．

| ここに注意！

手背を腰背部から離し，その位置を保持できた際には，検者は患者の手関節部を腰背部方向に押すことで，肩甲下筋の筋力の程度が確認できる．

メカニズム　mechanism

　肩甲下筋は肩関節内旋の作用をもつが，アウターマッスルである大胸筋の方が肩関節内旋運動に強く働くため，一般的な肩関節内旋運動だけでは肩甲下筋の筋力を評価することは困難である．

　本テストの肢位における肩関節伸展・内旋位では，大胸筋の働きを除くことができるため，肩甲下筋固有の筋力を評価できる．

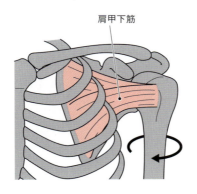

肩甲下筋

38 ニアー インピンジメント サイン

[肩関節] 肩腱板機能の検査

Neer impingement sign

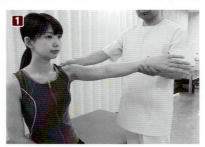

腰掛け座位をとらせ，検者は一方の手で患者の肩甲骨を固定する．

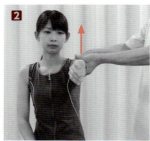

他方の手で患者の上肢を内旋強制位とする．

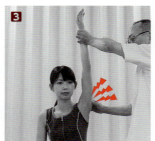

他動的に前方に挙上（屈曲）させる．

陽性 雑音と疼痛が生じる．

腱板炎，腱板断裂，肩峰下滑液包炎が疑われる．

ここに注意！

検者は肩甲骨を固定して，肩内旋を強制し上腕骨大結節を肩峰下面に押し付けるようにして上肢を挙上させる．肩峰と上腕骨大結節が衝突することで陽性となるので，可動域制限があると正確な評価が困難な場合がある．

メカニズム　mechanism

　肩甲骨を固定した状態で肩関節を内旋したまま屈曲し，上腕骨大結節と肩峰下面が衝突するようにして疼痛やクリック音を確認する．腱板炎や腱板断裂，肩峰下滑液包炎があると疼痛が出現する．

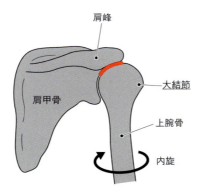

39 [肩関節] 肩腱板機能の検査
ホーキンス インピンジメント サイン
Hawkins impingement sign

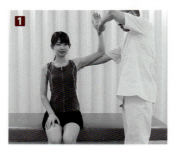

腰掛け座位をとらせ,検者は一方の手で患者の肩甲骨を固定する.

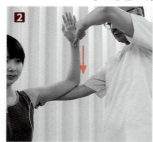
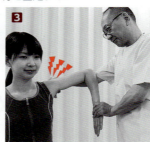

他方の手で肩外転外旋位から,他動的に内旋強制させる.

陽 性 雑音と疼痛が生じる.

腱板炎,腱板断裂,肩峰下滑液包炎が疑われる.

| ここに注意 ! |

インペンジメントサインには,前述のNeerと本法のHawkinsの他に,水平外転位から内転を強制させて,大結節が烏口腱峰靱帯下を通過させる際の雑音と痛みを誘発するEllmanの方法もある.

メカニズム　mechanism

　肩関節外転外旋位から内旋させていくと，棘上筋腱と肩峰下包が肩峰（または烏口肩峰靭帯）に押しつけられることにより，痛みが発生する．

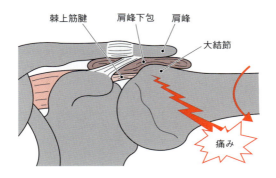

●ポイント

　Hawkins は主に棘上筋，肩峰下滑液包炎を検査するテストであるが，本テストが単独で陽性となっても信頼性は乏しいため，有痛弧徴候（ペインフルアークサイン）などのテストも検査する必要がある．

40 アンテリオアー アプリヘンション テスト

[肩関節] 不安定性症の検査

anterior apprehension test

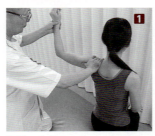

腰掛け座位をとらせ，検者は一側上肢で患者の手関節部を保持し，肩外転 90°，外旋 90° 位の状態とする．

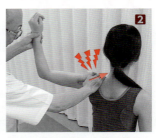

他方の手の母指を上腕骨頭部に当てて後方から前方に向かって押す．

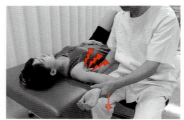

背臥位では，肩を外転 90°まで外転させてから，ゆっくりと外旋を行う．

陽性 不安定性を認め，脱臼感や不安感，疼痛を訴える．

反復性肩関節前方脱臼など，**肩甲上腕関節の前方不安定性**が疑われる．

ここに注意！

患者の訴えのみに頼るのではなく，表情の変化も注意して観察する必要がある．

メカニズム　　mechanism

　上腕骨頭に対して肩甲骨の関節窩は狭く浅いため，上腕骨頭の1/3～2/5を容れるのみである．関節唇で全周性に補ってはいる．それでも上腕骨頭に対し関節窩の大きさははるかに小さく，肩関節は不安定なため，回旋筋腱板，関節上腕靭帯が関節の安定性を補強している．アンテリオアーアプリヘンションテストの場合，肩甲上腕関節の前方に疼痛が出現する．

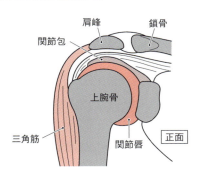

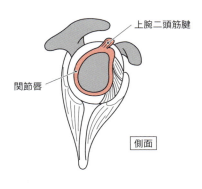

41 ポステリオアー アプリヘンション テスト

[肩関節] 不安定性症の検査

posterior apprehension test

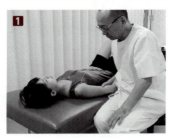

背臥位をとらせ，検者は一側上肢で肘関節部を保持する．

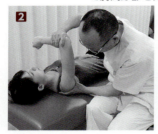

他方の手で肩関節を固定しながら肩屈曲90°，内旋位，肘90°屈曲位にする．

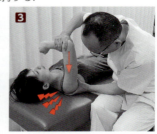

把持した肘を上から押す．

陽　性　不安定性を認め，脱臼感や不安感，疼痛を訴える．

反復性肩関節後方脱臼など，肩甲上腕関節の**後方不安定性**が疑われる．

ここに注意！

患者の訴えのみに頼るのではなく，表情の変化も注意して観察する必要がある．

09 COLUMN
疼痛の出現部位

疼痛は，ポステリオアーアプリヘンションテストでは肩甲上腕関節の後部に，アンテリオアーアプリヘンションテストでは肩甲上腕関節の前方に出現するため，疼痛の出現部位も評価する．

10 COLUMN
不安感の評価

脱臼感や不安感については，患者の声による訴えだけを頼ると，見落とす危険性がある．患者の表情も注意深く確認し，見落としを防ぐようにする．

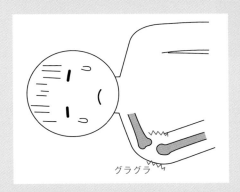

42 サルカス サイン Sulcus sign

[肩関節] 不安定性症の検査

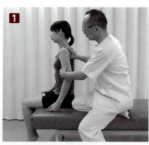

腰掛け座位をとらせ，検者は一側上肢で上腕遠位部を把持し，他方の手で肩甲骨を固定する．

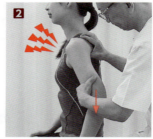

上腕を下方に牽引する．

陽性 不安定性を認め，下方への動揺が大きく，肩峰と上腕骨頭の間に陥没 (sulcus sign) を認める．

下方不安定性が疑われ，**脳卒中**患者，**Loose shoulder**，**腋窩神経麻痺**で認められる．

ここに注意！

肩峰と上腕骨頭の間に陥没の確認は触診によって可能で，一横指以上を認めることが多い．

肩関節の不安定性テスト

前方,後方,下方への肩関節の不安定性をみるテストをまとめると,下図のようになる.

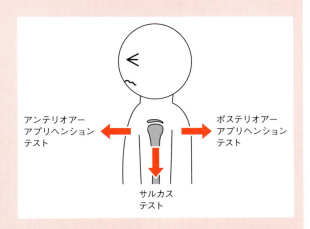

アンテリオアー
アプリヘンション
テスト

ポステリオアー
アプリヘンション
テスト

サルカス
テスト

43 スピード テスト Speed test

上腕二頭筋長頭腱機能の検査

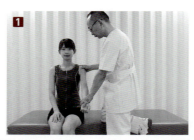

腰掛け座位をとらせ，前腕回外位で肘関節伸展位にさせて，検者は一方の手で結節間溝部を触診し，他方の手を前腕遠位部に当てる．

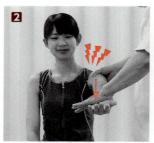 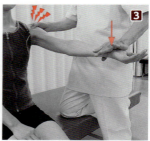

患者に上肢の挙上を指示し，前腕遠位部に抵抗を加える．

陽性 結節間溝部に痛みが発生し，結節間溝の圧痛が増強する．

上腕二頭筋長頭腱炎，上腕二頭筋の部分断裂が疑われる．

ここに注意！

触診によって結節間溝で生じている痛みであることが確認できる．また，前腕回外位にして同様に本テストで疼痛の有無や程度を比較することも有用である．

メカニズム　　　mechanism

　上腕二頭筋長頭は肩関節屈曲と前腕回外を行う．上腕二頭筋長頭に炎症や損傷がある場合，肩関節屈曲・前腕回外位で抵抗を加えることで，結節間溝部に疼痛が出現する．
　ヤーガソンテストや触診を併せて行うことで信頼性を高める必要がある．

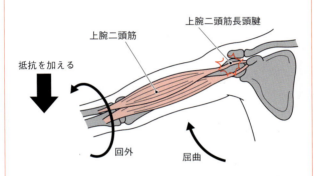

44 ヤーガソン テスト

上腕二頭筋長頭腱機能の検査

Yergason test

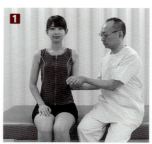

腰掛け座位で，肘関節90°屈曲位にして前腕回内位にして肘と手関節部を把持し，

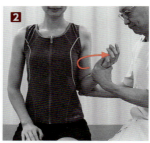

前腕回外，

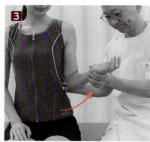

肩関節外旋を患者に指示し，

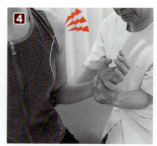

検者はその運動に抵抗を加える．

陽性 結節間溝部に痛みが発生し，結節間溝の圧痛が増強する．

上腕二頭筋長頭腱炎，上腕二頭筋の部分断裂が疑われる．

| ここに注意！

患者の上腕部は胸郭に密着させておき，腕を胸郭に押し付けながら前腕回外と肩外旋させると行いやすい．

メカニズム

上腕二頭筋長頭に炎症や損傷がある場合，前腕回外で作用する上腕二頭筋が収縮し，結節間溝部に疼痛が出現する．

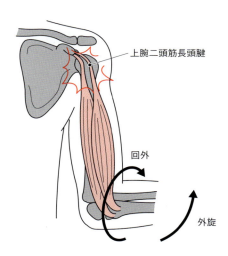

スピードテストの後に行い，触診も併せて行うことで検査の信頼性が高まる．

45 肘屈曲テスト

[肘関節] 肘部管症候群の検査

elbow flexion test

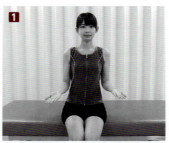

腰掛け座位をとらせ,肘関節を自動屈曲させる.

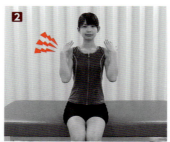

完全屈曲位をしばらく維持するよう指示する.

陽性 5分以内に尺骨神経領域にしびれ,知覚鈍麻などの症状が誘発される.

肘部管症候群が疑われる.

| ここに注意! |

肘屈曲により肘部管での上腕骨内側上顆の後方を走行している尺骨神経を緊張させる.

メカニズム   mechanism

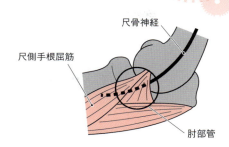

肘部管とは，上腕骨内側上顆尺側神経溝，滑車上肘靱帯，Osborn バンド（尺側手根屈筋筋膜）で囲まれる狭いスペースをさす．

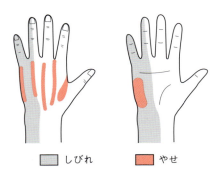

尺骨神経は，肘関節屈曲位で最も強く絞扼される．尺骨神経は，前腕の尺側と，手の尺側の筋や神経を支配するため，同部位の筋力低下やしびれが出現すれば陽性となる．

46 チネル徴候 Tinel sign

[肘関節] 肘部管症候群の検査

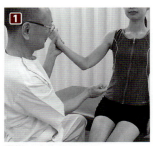

腰掛け座位をとらせ，

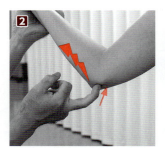 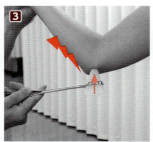

患者の肘頭突起と内側上顆の間にある溝（尺骨神経溝）を指頭（**2**）や打腱器（**3**）で軽く叩打する．

陽性 　前腕から手の尺骨神経領域に放散痛やしびれが生じる．

肘部管症候群が疑われる．知覚過敏になっている場合には，**尺骨神経炎**が示唆される．

ここに注意！

正常でもみられることがあるので，左右差を比較し確認する．
叩打で放散痛が生じる部分には神経種を認めることが多い．

メカニズム　mechanism

　神経が圧迫されている状態で肘内側の尺骨神経溝を叩くと，手の小指側にしびれが生じる．

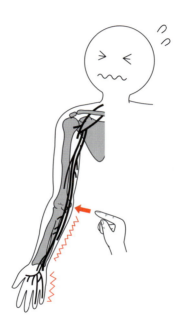

47 コーゼンテスト Cozen test

[肘関節] 外側上顆炎の検査

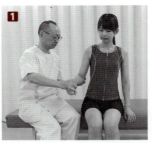

腰掛け座位で，患者に握りこぶしを作らせ，検者は前腕回内位で肘関節を 90°に保持する．

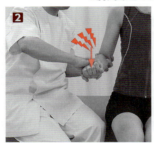
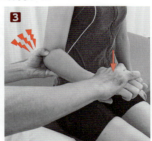

患者に手関節の背屈を指示し，検者はこれに抵抗を加える．

陽性 外側上顆周囲に痛みが生じる．

上腕骨外側上顆炎（いわゆるテニス肘）が示唆される．

ここに注意！

本テストでは，手関節伸展に抵抗を加えて筋収縮させてストレスを与えているが，握りこぶしを作ってもらって他動的に手関節を屈曲させて手関節伸筋腱を伸長することでも，長・短橈側手根伸筋の腱性付着部にストレスを与えることができる．

12 COLUMN 上腕骨外側上顆炎

　物を持ち上げる動作や，タオルを絞るように腕を捻る動作の際に，肘の外側から前腕にかけて疼痛が出現する．安静時痛はないことが多い．

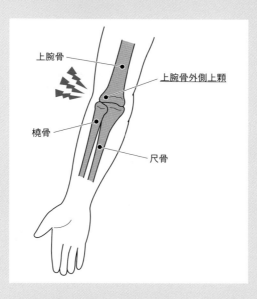

48 指伸展テスト

[肘関節] 外側上顆炎の検査

finger extension test

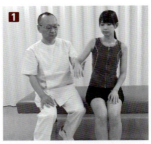

腰掛け座位をとらせ，検者は患者の前腕を肘関節を 90°にて保持する．

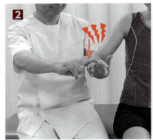
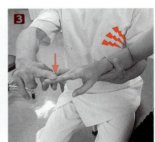

患者に中指を自動伸展するよう指示し，検者はこれに対して抵抗を与える．

陽性 外側上顆周囲に痛みが生じる．

上腕骨外側上顆炎（いわゆるテニス肘）が示唆される．

ここに注意！

本テストも，前述のコーゼンテストと同様に手関節伸筋の腱性付着部にストレスを与えるために行われる．

メカニズム　　mechanism

　上腕骨外側上顆炎の原因となる筋の中で，特に短橈側手根伸筋が一番関係しているテストである．

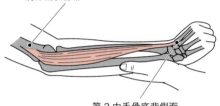

上腕骨外側上顆，外側側副靭帯，橈骨輪状靭帯

第3中手骨底背側面

短橈側手根伸筋
【起始】　上腕骨外側上顆・輪状靭帯
【停止】　第3中手骨の骨底背面
【主な機能】　手関節背屈，橈屈

49 ゴルフ肘テスト

[肘関節] 内側上顆炎の検査

golfer's elbow test

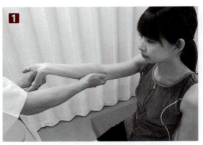

腰掛け座位をとらせ，検者は患者の手と肘を把持して前腕を回外し内側上顆を触診しながら，

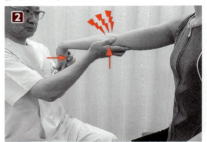

肘関節を伸展，手関節を背屈していく．

陽性 内側上顆周囲に痛みが生じる．

上腕骨内側上顆炎（いわゆるゴルフ肘）が示唆される．

ここに注意！

本テストはいわば他動的なテストであるが，前腕回内と手関節屈曲に抵抗を加えて筋収縮させてストレスを与える方法もある．

メカニズム　mechanism

上腕骨内側上顆炎

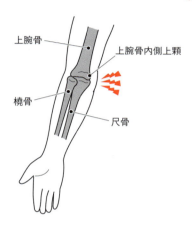

　手関節を屈曲すると，疼痛が出現したり握力が低下したりする．

50 内反ストレステスト [肘関節] 内・外側側副靱帯の検査
varus stress test

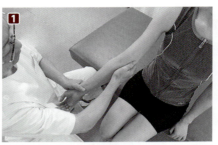

腰掛け座位をとらせ，検者は一方の手で患者の肘関節を軽度屈曲位として，内側部を固定し，他方の手で手関節部を保持する．

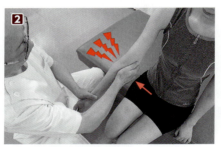

手関節部の外側から内反ストレスを加える．

陽 性 肘の外側に痛みや不安定性が生じる．

外側側副靱帯の損傷が示唆される．

| ここに注意！

後外側回旋不安定性症の影響を取り除くためには，最大回内に保持して行うのが良い．

メカニズム　mechanism

肘関節（橈側から見る）

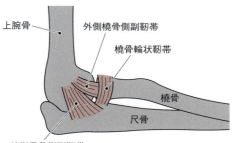

　外側側副靭帯は，上腕骨外側上顆から起こり，2つに分かれる．外側橈骨側副靭帯は外側上顆～橈骨輪状靭帯，外側尺骨側副靭帯は上腕骨の外側上顆～橈骨輪状側副靭帯，回外筋稜に起始停止する．内反運動の制動の働きをもつため，外側側副靭帯の損傷がある場合に内反ストレスを加えると肘の外側に疼痛が誘発される．

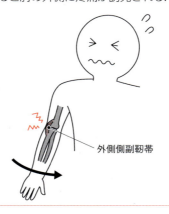

51 外反ストレステスト

[肘関節] 内・外側側副靱帯の検査

valgus stress test

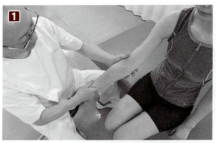

腰掛け座位をとらせ，検者は一方の手で患者の肘関節を軽度屈曲位として，外側部を固定し，他方の手で手関節部を保持する．

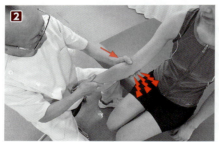

手関節部の内側から外反ストレスを加える．

陽 性 肘の内側に痛みや不安定性が生じる．

内側側副靱帯の損傷が示唆される．

ここに注意！

肘関節を 25°屈曲位にして行うと，肘頭と肘頭窩での骨性制動がなくなり，より正確な靱帯評価が可能となる．

メカニズム mechanism

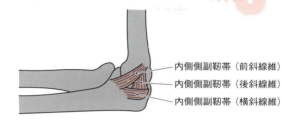

内側側副靭帯（前斜線維）
内側側副靭帯（後斜線維）
内側側副靭帯（横斜線維）

　内側側副靭帯は，前部，後部，横部の3つに分けられる．前部は上腕骨の内側上顆の前面〜尺骨の鉤状突起，後部は上腕骨の内側上顆の下後面〜尺骨肘頭の内側縁，横部は肘頭〜鉤状突起に起始停止する．外反運動の制動の働きをもつため，内側側副靭帯の損傷がある場合に外反ストレスを加えると肘の内側に疼痛が誘発される．

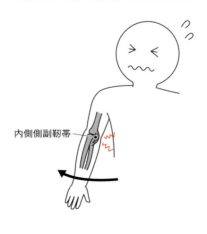

内側側副靭帯

52 ファレン テスト Phalen test

[手関節] 手根管症候群の検査

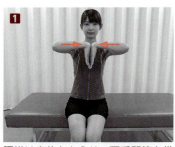

腰掛け座位をとらせ，両手関節を掌屈し，手背どうしを接触させる．

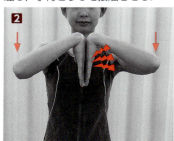

手関節を最大掌屈させて，60秒間保つよう指示する．

陽性 正中神経領域にしびれ感や異常感覚が放散する．

手根管症候群が示唆される．

ここに注意！

逆ファレンテストでは，両手掌を合わせた合掌の肢位から手関節を最大背屈し，60秒間保つよう指示する．正中神経領域にしびれ感や異常感覚が放散すればファレンテストと同様に手根管症候群が疑われる．

メカニズム　　mechanism

　手関節を最大掌屈させることで，手根管が狭小化し，手根管内圧が上昇する．正中神経が圧迫されている場合，正中神経領域のしびれ感や異常感覚が増悪する．

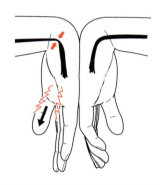

13 COLUMN
手根管

　手根管は手根骨と横手根靭帯（屈筋支帯）で形成されたトンネルで，その中を正中神経と9本の前腕屈筋群の腱が通る．

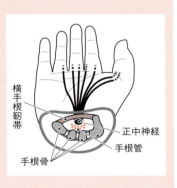

53 手関節のチネル徴候 Tinel wrist sign

[手関節] 手根管症候群の検査

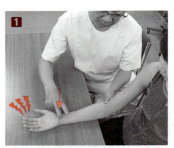

腰掛け座位をとらせ，前腕を回外位で台の上に置く．

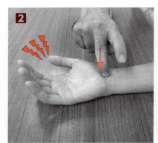 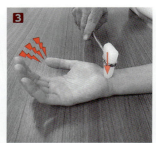

長掌筋腱と橈側手根屈筋の間を指頭（2）や打腱器（3）で軽く叩打する．

陽性 正中神経領域にしびれ感や異常感覚が放散する．

手根管症候群が示唆される．

| ここに注意！ |

正常でもみられることがあるので，左右差を比較し確認する．

メカニズム

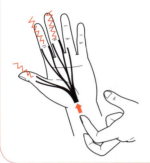

正中神経が圧迫されている部位を叩くと，その支配領域に放散痛が生じる．

COLUMN 14 手根管症候群

何かしらの原因で手根管内圧が上昇し，手根管の中を通る正中神経が圧迫されてしびれや疼痛が出現する．

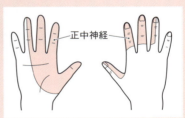

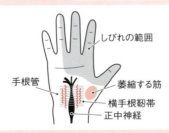

感覚障害は，正中神経の感覚支配領域に認める．

54 フローマン徴候 Froment sign

尺骨神経麻痺の検査

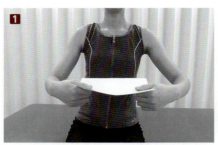

腰掛け座位をとらせ，両側の母指と示指橈側面で紙をつまみ保持させる．

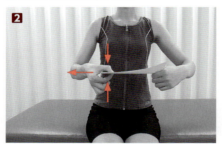

両手で紙を引っ張るよう指示する．

陽性 母指の IP 関節が屈曲する．

尺骨神経麻痺が疑われる．

ここに注意！

母指内転筋の筋力低下を正中神経である長母指屈筋が代償するため，母指 IP の過屈曲を生じることになるが，第一背側骨間筋の弱化もあり正中神経支配である浅指屈筋と深指屈筋が代償するため，示指の屈曲もみられることがある．

メカニズム　mechanism

尺骨神経麻痺では，尺骨神経支配を受けている母指内転筋の筋力が低下する．尺骨神経麻痺がある場合には，母指内転筋の筋力低下を正中神経である長母指屈筋が代償するため，母指 IP 関節の過屈曲を生じることになる．

COLUMN 15

上肢の末梢神経麻痺の手の形と感覚障害

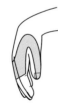

〈下垂手〉
橈骨神経の障害

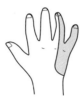

〈鷲手〉
尺骨神経の障害

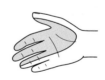

〈猿手〉
正中神経の障害

狭窄性腱鞘炎（ドケルバン病）の検査

55 アイヒホッフテスト（フィンケルスタインテスト）

Eichhoff test
Finkelstein test

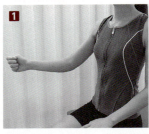

腰掛け座位をとらせ，肘関節屈曲位で母指を手掌中にして手を握らせる．

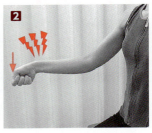

手関節を尺屈するよう指示する．

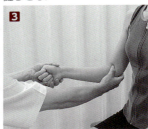

他動的に行う際には，検者は一方の手で患者の握った手を包み込むように保持し，

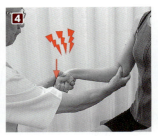

手関節を尺屈する．

陽性 橈骨茎状突起部末端の痛みがみられる．

長母指外転筋と短母指伸筋の
狭窄性腱鞘炎（ドケルバン病）が示唆される．

ここに注意！

狭窄性腱鞘炎（ドケルバン病）では，通常，橈骨茎状突起上に疼痛と腫脹が存在しており，他動的なテストでは痛みが増強される．

メカニズム mechanism

母指を握り込み，手関節を尺屈すると，長母指外転筋と短母指伸筋が伸張される．長母指外転筋と短母指伸筋の狭窄性腱鞘炎（ドケルバン病）があると，疼痛が出現する．

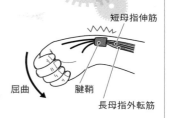

16 COLUMN
ド ケ ル バ ン 病

ドケルバン病は短母指伸筋と長母指外転筋が，腱鞘（第一伸筋腱区画）と呼ばれるトンネル内で生じる腱鞘炎のことをいう．母指を動かす動作が多くなると，腱鞘炎を起こしやすい．

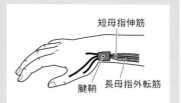

長母指外転筋
【起始】 尺骨骨間縁・前腕骨間膜・橈骨後面
【停止】 第1中手骨底
【主な機能】 母指外転．手関節橈屈．

短母指伸筋
【起始】 前腕骨間膜・橈骨
【停止】 母指背側の基節骨底
【主な機能】 母指の基節を伸展．母指外転．

56 リストアレン テスト

手の循環の検査

wrist Allen test

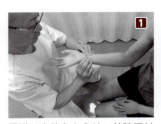

腰掛け座位をとらせ，前腕回外位にして手関節レベルの橈骨動脈と尺骨動脈レベルを把持する．

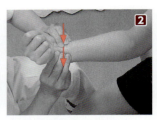

患者に手指を強く握らせて，手関節を掌屈することを指示し，検者は両手の両 2, 3 指（示指，中指，環指）で患者の橈骨動脈と尺骨動脈を圧迫し血液を駆血し，手を蒼白にさせる．

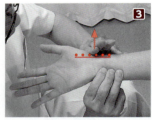

そして，手を広げさせて橈骨動脈，

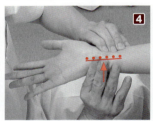

あるいは尺骨動脈のいずれかの圧迫を解除する．

陽性　両動脈で血行の再充填に差があるか，手の血色が正常に戻るまでに 5 秒以上かかる．

橈骨動脈または尺骨動脈の閉塞や狭窄が示唆される．

ここに注意！

陽性の場合は，圧迫を緩めても手に血液が流入しないか，流入する速度が遅いと判断される．左右を比較することが重要である．

メカニズム　mechanism

　橈骨・尺骨動脈への血流を一時的に止め，血液が手に流れ込むのを阻止する．血流が途絶えているために手の色が真っ白になるが，橈骨・尺骨動脈に閉塞や狭窄がなければ，指を放すと同時に手のひらが赤くなり血の気が戻ってくるのを確認できる．橈骨動脈・尺骨動脈に閉塞や狭窄があれば，手のひらが白色のまま血の気が戻らないか，あるいはゆっくりと血の気が戻ってくる．

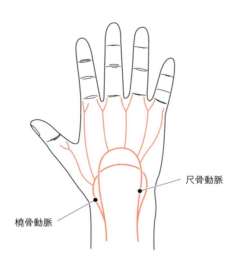

尺骨動脈

橈骨動脈

Ⅳ 下肢

[股関節] 屈曲拘縮の検査
57 トーマステスト
大腿直筋の短縮の検査
58 エリーテスト
大腿筋膜張筋の短縮の検査
59 オーベルテスト
股関節外転筋の筋力の検査
60 トレンデレンブルグテスト
股関節の脱臼,骨折,病変の検査
61 アリステスト
62 アンビルテスト
63 パトリックテスト
[膝関節] 半月板損傷の検査
64 アプレー圧迫テスト
65 マクマレーテスト
[膝関節] 側副靭帯損傷の検査
66 アプレー牽引テスト
67 内反ストレステスト/
外反ストレステスト
[膝関節] 十字靭帯損傷の検査
68 前方引き出しテスト
69 後方引き出しテスト
70 ラックマンテスト
71 後方落ち込みテスト
72 N-test

73 ピボットシフトテスト
膝蓋周囲の炎症の検査
74 膝蓋骨圧迫テスト
75 クラークテスト
膝蓋骨脱臼の検査
76 膝蓋骨脱臼(亜脱臼)の不安テスト
[膝関節] 関節水腫の検査
77 膝蓋骨跳動テスト
[膝関節] 腸脛靭帯炎の検査
78 グラスピングテスト
アキレス腱の検査
79 トンプソンテスト
[足関節] 靭帯の検査
80 足関節の前方引き出しテスト
81 足関節の後方引き出しテスト
82 足関節の内反ストレステスト
83 足関節の外反ストレステスト
足根管の検査
84 チネル徴候
深部静脈血栓症の検査
85 ホーマンズ徴候
足底神経腫(モートン病)の検査
86 モートンテスト

57 トーマステスト Thomas test

[股関節] 屈曲拘縮の検査

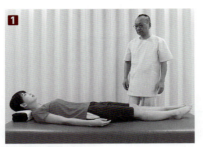

背臥位をとらせる．

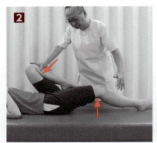

患者の片膝を曲げて胸に近づけ，腰椎の前弯を取り除き，股関節を他動的に屈曲させる．

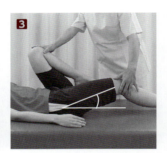

| 陽 性 | 反対側の膝が自動的に屈曲し大腿部が浮いてくる． |

股関節の屈曲拘縮が疑われる．

｜ここに注意！

持ち上がった大腿部と診察台とのなす角度（ **3** ）が，股関節屈曲拘縮の角度である．

メカニズム　mechanism

股関節の屈曲拘縮がある場合，背臥位では腰椎の前弯が増強するため，見かけ上，股関節の屈曲拘縮は認めないが，一側の股関節を屈曲位にすることで，腰椎の前弯が取り除かれ，反対側の股関節の拘縮の有無や程度を確認することができる．

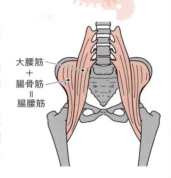

大腰筋
＋
腸骨筋
＝
腸腰筋

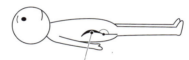

腰椎の前弯増強

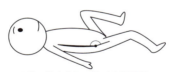

腰椎の前弯を取り除くと股関節の屈曲拘縮が明らかになる．

反対側の下肢の動きをみることで，どこの筋に短縮があるかが分かる．

股関節が屈曲してくると，腸腰筋の短縮も考えられる．

膝関節が伸展してくると，大腿直筋の短縮が考えられる．

股関節が外旋してくると，縫工筋の短縮が考えられる．

58 エリー テスト　Ely test

大腿直筋の短縮の検査

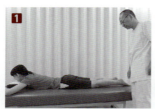
腹臥位をとらせる．

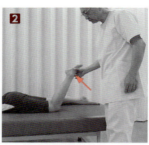
膝を徐々に屈曲させ，

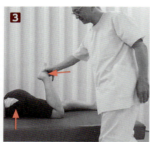
踵を殿部につけるようにする．

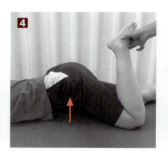

陽性　膝の屈曲が不完全となり，患側骨盤が持ち上がる現象（尻上がり現象）（**4**）がみられる．

大腿直筋の短縮が疑われる．

| ここに注意！|

尻が上がりが始まるときの膝の屈曲角を，尻上がり角という．

メカニズム

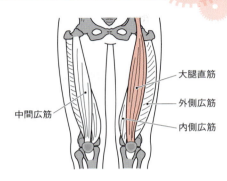

大腿直筋は股関節の屈曲と膝関節の伸展に作用する.
腹臥位での膝の屈曲運動により大腿直筋は伸張されるが,大腿直筋の短縮があると,股関節の伸展位を保持できず骨盤が持ち上がる.

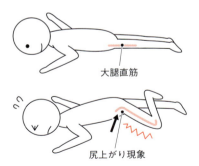

59 オーベルテスト Ober test

大腿筋膜張筋の短縮の検査

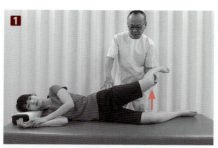

健側下肢を下にして膝関節と股関節を屈曲位にした側臥位をとらせ，検者は上側の患側下肢を股関節伸展，膝関節屈曲位にして手で持ち上げる（外転させる）．

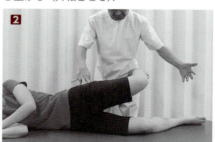

持ち上げた下肢をゆっくりと離すか，徐々に内転方向に動かす．

陽 性 診察台の方に下降せず外転位にとどまるか，内転ができない．

大腿筋膜張筋，腸脛靱帯の短縮が示唆される．

| ここに注意！ |

腸脛靱帯は膝 15 〜 30°屈曲位で緊張するので，軽微な短縮を調べたい場合は膝関節軽度屈曲位にする．

メカニズム　mechanism

IV 下肢

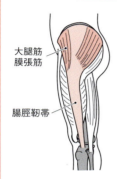

大腿筋膜張筋
腸脛靱帯

大腿筋膜張筋
【起始】上前腸骨棘に付着，腸骨稜
【停止】（腸脛靱帯を介して）脛骨の外側顆
【作用】大腿筋膜を緊張させ，大腿を屈曲，外転，内旋させる．

　大腿筋膜張筋が短縮すると，股関節が伸展位の状態での内転が制限される．

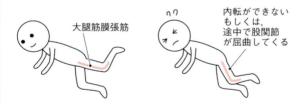

大腿筋膜張筋

内転ができないもしくは，途中で股関節が屈曲してくる

　大腿筋膜張筋や腸脛靱帯の短縮がある場合は，外転のまま留まり内転方向に落ちてこないか，途中で股関節を屈曲させ代償させる．

60 トレンデレンブルグテスト

股関節外転筋の筋力の検査

Trendelenburg test

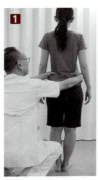
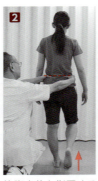
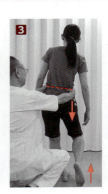

1 患者に立位をとらせ，検者は後部から両母指で腸骨の上後腸骨棘を押さえ骨盤の高さの目印とする．

2 片脚立位を指示する．

陽　性　骨盤が水平位を保てず，反対側（非検側）が引き下がる（**3**）

片脚支持側の中殿筋の筋力低下が示唆される．

ここに注意！

正常であれば，片脚立位では骨盤の高さは水平もしくは反対側（非検側）の骨盤がやや挙上する（**2**）．歩行時に，身体のバランスをとろうとして体幹が患側に傾斜する代償的なバランス機構が働くことを，トレンデレンブルグ徴候（Trendelenburg sign）という．

メカニズム　mechanism

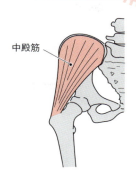

中殿筋は立位保持に重要な筋肉であり，片脚立位時に骨盤を水平に保つ機能をもつ．

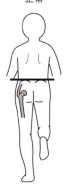
正常

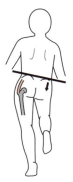
トレンデレンブルグ徴候

中殿筋の筋力が低下したり麻痺したりすると，骨盤を水平に保つことができない（健側の骨盤が下がる）ため，頭部や体幹を患側に傾けることで代償する．

61 アリス テスト Allis test

股関節の脱臼，骨折，病変の検査

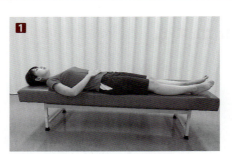

患者に背臥位で両足をそろえさせる．

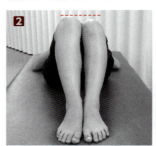

両膝を屈曲して立てさせるように指示する．

陽 性 両膝の高さに違いがある．

患側が短い場合には，

同側の股関節脱臼，大腿骨頸部骨折が疑われる．

ここに注意！

骨盤の傾きの確認や側方からの観察も必要である．

62 アンビル テスト Anvil test

股関節の脱臼, 骨折, 病変の検査

Ⅳ 下肢

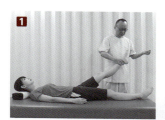

一方の手で背臥位の患者の足首を持ち上げる.

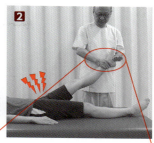

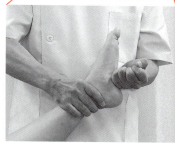

他方の手で拳を作り, 持ち上げた患者の踵を叩く.

陽 性 股関節に限局する痛みが生じる.

大腿骨頸部骨折や, 股関節の病変が示唆される.

ここに注意!

下腿の局所痛の場合は脛骨や腓骨の骨折が, 叩打部に限局した痛みがある場合は踵骨の骨折が疑われる.

63 パトリック テスト Patrick test

股関節の脱臼，骨折，病変の検査

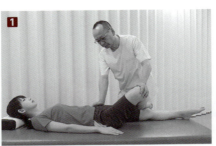

患者に背臥位をとらせ，検側の踵を反対側の膝の上に置かせる．

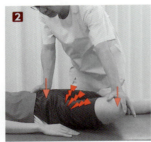
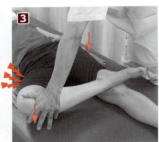

検者は上前腸骨棘と膝を押さえ，股関節を外転・開排して可動域を拡げるようにする．

陽 性 鼠径部に痛みが誘発される．

股関節病異変を疑う．

| ここに注意！ |

テストの肢位が屈曲・外転・外旋・伸展，すなわち，$\underline{F}$lexion・$\underline{Ab}$duction・$\underline{E}$xternal $\underline{R}$otation・$\underline{E}$xtension であることから Fabere テスト（ファベレテスト）ともよばれる．
仙腸関節部に痛みが誘発されれば，仙腸関節周囲の病変を疑う．

メカニズム　　　　　　　　　mechanism

　反対側の骨盤が持ち上がらないように，上前腸骨棘を抑える．股関節にストレスを加え，股関節の病変を探る．

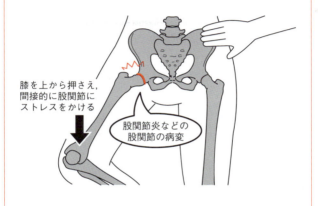

膝を上から押さえ，間接的に股関節にストレスをかける

股関節炎などの股関節の病変

64 アプレー圧迫テスト

[膝関節] 半月板損傷の検査

Apley compression test

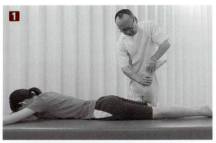

患者を腹臥位にして，膝関節を90°屈曲し，検者の一側の膝を患者の大腿後面に乗せて固定し，一方の手で踵を，他方の手で下腿をつかむ．

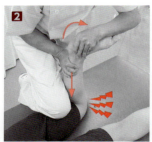

踵から膝に向かって圧迫を加えながら下腿を内旋させる．

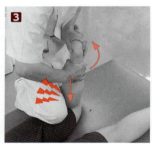

同様に外旋も行う．

陽 性 疼痛が誘発される．

内側の痛みは**内側半月板**，
外側の痛みは**外側半月板の損傷**を示唆する．

| ここに注意！

同じ肢位で，下腿に牽引を加えながら行うアプレー牽引テスト（p126参照）は，側副靱帯をみるテストである．

メカニズム　mechanism

圧迫を伴う下腿回旋によって起こる痛みは，半月板損傷の重要な徴候である．

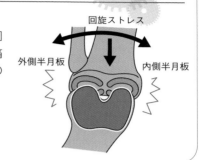

COLUMN 17
半月板損傷

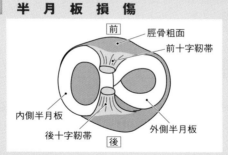

脛骨は，膝関節屈曲時に内旋し，膝関節伸展時に外旋する．スポーツ外傷や事故などでストレスが加わり，本来の動きとは違う方向に異常な力が加わることや，加齢などで傷ついた半月板に外力が加わることで，半月板が損傷する．

半月板損傷の症状：疼痛，膝伸展時にひっかかるような違和感（キャッチング），屈伸や回旋運動時にクリック音がする，関節可動域制限（伸展制限，ロッキング），膝崩れ（関節の腫脹，跛行）

65 マクマレー テスト
[膝関節] 半月板損傷の検査

McMurray test

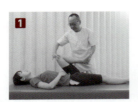
患者に背臥位をとらせ，患側の膝を最大屈曲位にする．

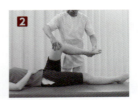
2 一方の手で母指を膝関節外側関節裂隙，四指を内側関節裂隙に当て，

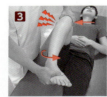 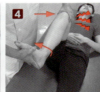 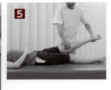

内反（**3**）または外反ストレス（**4**）を与え，他方の手は下腿の内旋（または外旋）をしながら，**5** 膝をゆっくり伸ばしていく．

> **陽 性** 疼痛やクリックが誘発される．

膝の内反／下腿の内旋での疼痛やクリック（3）は
外側半月板，同様に外反／外旋（4）では
内側半月板の損傷が疑われる．

ここに注意！

膝が完全屈曲に近い位置でサインは半月板後角，90°に近いときは半月板中節の断裂，伸展とともに出現すれば半月板前節が関係している可能性がある．

メカニズム　mechanism

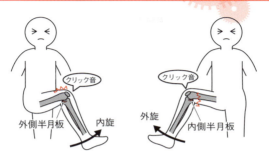

　膝関節を内旋しながら，膝関節を屈曲位から伸展していくと，外側半月板にストレスが加わる．外側半月板が損傷している場合はクリック音や疼痛が生じる．

　膝関節を外旋しながら，膝関節を屈曲位から伸展していくと，内側半月板にストレスが加わる．内側半月板が損傷している場合はクリック音や疼痛が生じる．

18 COLUMN
半月板損傷の圧痛部位

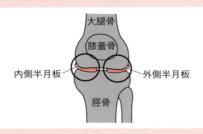

●ポイント

　マクマレーテストも陽性で，関節裂隙に圧痛がみられれば，半月板損傷の可能性は高いと考えられる．

66 アプレー牽引テスト [膝関節] 側副靭帯損傷の検査

Apley distraction test

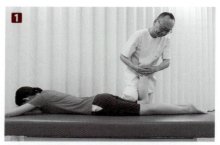

患者を腹臥位にして，膝関節を 90°屈曲し，検者の一側の膝を患者の大腿後面に乗せて固定し，両手で足部をつかむ．

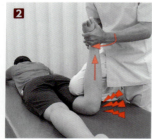

垂直に引き上げ牽引しながら，下腿を内旋させる．

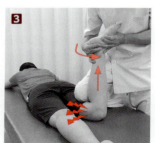

同様に外旋も行う．

陽 性 疼痛が誘発される．

内旋時（**2**）の痛みは**外側側副靭帯**，外旋時（**3**）の痛みは**内側側副靭帯の損傷**を示唆する．

ここに注意！

同じ肢位で，下腿に圧迫を加えながら行うアプレー圧迫テスト（p122 参照）は，半月板をみるテストである．

19 COLUMN 側副靭帯損傷

アプレー牽引テストでは靭帯の損傷，アプレー圧迫テストでは半月板の損傷の鑑別が可能である．

側副靭帯は，スポーツや交通事故などで大きな力が加わった際に損傷する．外反ストレスにより内側側副靭帯が，内反ストレスにより外側側副靭帯が損傷する．また，前内方へのストレスで前十字靭帯が，後方へのストレスで後十字靭帯が損傷する．

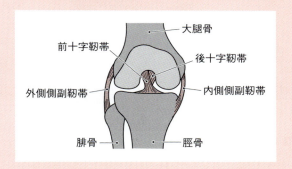

[膝関節] 側副靭帯損傷の検査

67 内反ストレステスト 外反ストレステスト

varus stress test
valgus stress test

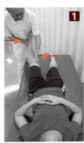
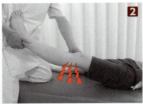
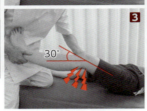
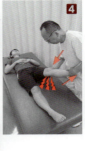

1 2 内反ストレステストでは，患者を背臥位にして，一方の手で完全伸展位の膝を内側から固定し，他方の手で足関節部外側から内転方向に力を加える．**3** 膝関節屈曲位 30°でも同様に行う．
4 外反ストレステストでは，一方の手で完全伸展位の膝を外側から固定し，他方の手で足関節部内側から外転方向に力を加える．膝関節屈曲位 30°でも同様に行う．

> **陽 性**　内反ストレステストでは膝の外側に痛みや不安定性が生じた場合，外反ストレステストでは，膝の内側に痛みや不安定性が生じた場合に陽性である．

**外側の症状は外側側副靭帯損傷を，
内側の症状は内側側副靭帯損傷を示唆する．**

ここに注意！

30°屈曲位のみのサインは，外側または内側の側副靭帯の単独損傷が疑われるが，伸展位でもサインが認められる場合は他の合併損傷の可能性がある．

メカニズム　　　　　mechanism

関節を牽引することで側副靭帯にストレスをかける.

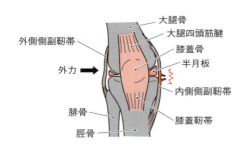

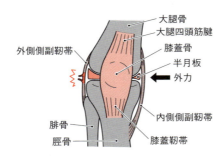

側副靭帯損傷の症状：内外側関節部に一致した圧痛,
　　　　　　　　腫張, 熱感, 膝の左右への動揺

> Ⅰ度：痛みはあるが膝の動揺はない.
> Ⅱ度：痛みがあり, 30°屈曲位で膝の左右への
> 　　　動揺がある.
> Ⅲ度：痛みがあり, 30°屈曲位と伸展位で膝の
> 　　　左右への動揺がある.

68 前方引き出しテスト

[膝関節] 十字靱帯損傷の検査

anterior drawer test

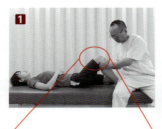
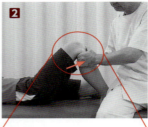
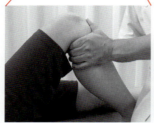
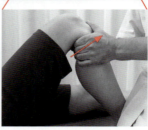

患者を背臥位にして，膝を90°程度曲げ，ベッドに足底をつけた状態の足に検者が座って足部を固定し，両手の母指を患者の膝の脛骨粗面から膝蓋腱にあて，他の指は膝を挟み込むようにして膝窩部に入れる．

脛骨を前方へ引っ張る．

陽　性　健側と比べて過度な脛骨の前方移動を認める．

前十字靱帯の損傷が疑われる．

ここに注意！

膝窩部に入れた示指でハムストリングスが十分弛緩しているのを確認してテストを行うとよい．
後十字靱帯損傷がある場合，膝90°屈曲位で既に脛骨が後方に落ち込んでいることがあり，その状態からの本テストでも前方移動を認めるので注意を要する．

メカニズム　　　　mechanism

　前十字靭帯は，脛骨が前方へ滑ることを防ぎ，膝の安定性を保つ働きをする．

　前十字靭帯が損傷している場合は，脛骨の前方への移動を防ぐことができないため，健側に比べ患側の脛骨が前方へ滑る．

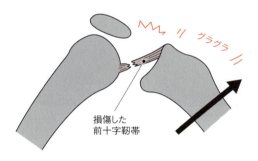

損傷した前十字靭帯

20 COLUMN
前十字靭帯損傷

　バスケットボールやバレーボール，サッカーやスキーなどのスポーツで発症しやすい．急激なストップやターンなどのピボット動作，ジャンプの着地に失敗して膝を捻るなどの外力が加わることで損傷しやすい．

　症状：突然の痛み，腫脹，熱感，膝に力が入らない，膝がぐ
　　　　らぐらする，正座ができない，膝崩れ

69 後方引き出しテスト

[膝関節] 十字靭帯損傷の検査

posterior drawer test

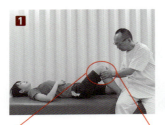
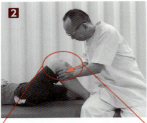
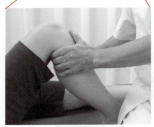
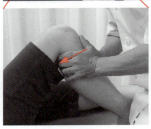

患者を背臥位にして,膝を90°程度曲げ,ベッドに足底をつけた状態の足に検者が座って足部を固定し,両手の母指を患者の膝の脛骨粗面から膝蓋腱にあて,他の指は膝を挟み込むようにして膝窩部に入れる.

脛骨を後方に押し込む.

陽 性 健側と比べて過度な脛骨の後方移動を認める.

後十字靭帯の損傷が疑われる.

| ここに注意!

後十字靭帯損傷がある場合,膝90°屈曲位で既に脛骨が後方に落ち込んでいることがあり,その状態から本テストを施行しても脛骨の後方移動を認めないことがあるので注意を要する.
前方引き出しテストと後方引き出しテストは同時に行うことが出来る.

メカニズム mechanism

　後十字靭帯は，脛骨が後方へ滑ることを防ぎ，膝関節の内旋動作の安定性を保つ働きをする．

　後十字靭帯が損傷している場合は，脛骨の後方への移動を防ぐことができないため，健側に比べ患側の脛骨が後方へ滑る．

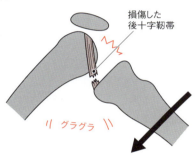

損傷した後十字靭帯

グラグラ

21 COLUMN
後十字靭帯損傷

　交通事故などでダッシュボードに膝を打ち付ける，スポーツで人や地面にぶつかるなど，脛骨が強制的に後方へ押されるようなストレスが加わった際に損傷する．

　症状：階段昇降やスポーツ活動時の膝の不安定感，内側側副
　　　　靭帯や前十字靭帯の損傷に比べ疼痛の程度は軽く，機
　　　　能障害は少ない．

70 ラックマン テスト [膝関節] 十字靱帯損傷の検査

Lachman test

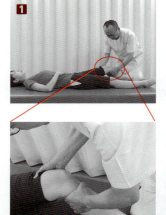

患者を背臥位にして，下肢をやや外旋位にし，膝を軽度（20°程度）屈曲位にして，片手で大腿遠位部を押さえ，もう一方で脛骨近位後方を把持する．

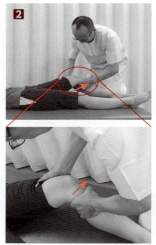

脛骨を前方に引き出す．

陽　性　健側と比べて過度な脛骨の前方移動を認める．

前十字靱帯の損傷が疑われる．

| ここに注意！

下肢を外旋位にするのは，検側の下肢の筋緊張を落とすのに有効である．本テストは受傷後の疼痛や関節血腫などより屈曲制限がある場合でも実施可能である．

71 後方落ち込みテスト

[膝関節] 十字靱帯損傷の検査

posterior sag test Ⅳ

下肢

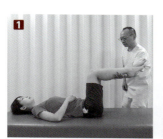

患者の股関節と膝関節を90°屈曲位になるように両足を持ち上げ手で支える．

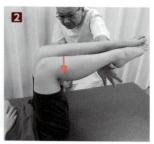

脛骨粗面の高さを側面から観察する．

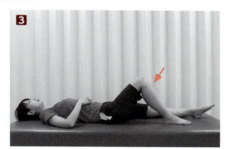

陽性 健側に比べ，患側の脛骨上端が後方に落ち込んでいる．

後十字靱帯の損傷が疑われる．

| ここに注意！ |

膝を立てた背臥位（膝90°屈曲，股関節45°）で横から観察し，下腿の重みによって脛骨が後方に落ち込んでいるかどうかでも判断できる（**3**）．

72 N-test *Nakajima test*

[膝関節] 十字靱帯損傷の検査

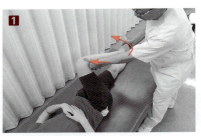

患者に背臥位をとらせ，膝関節約90°屈曲位から膝の外反と下腿の内旋を加えながら，

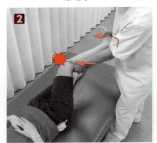
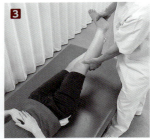

徐々に膝を伸展していく．

陽性 膝関節30°屈曲位あたりで急に脛骨外側関節面が前内方に滑り，亜脱臼を触知する．

前十字靱帯の損傷が疑われる．

｜ここに注意！｜

患者は亜脱臼のため非常な不安感を覚えるので，表情などにも注意する．

メカニズム　　　mechanism

　前十字靱帯が正常に機能している場合は，膝を伸展していくと，外反内旋ストレスに抵抗して下腿が外旋する．前十字靱帯が損傷している場合は下腿が前方内旋方向に亜脱臼する．

　本テストは，亜脱臼，膝くずれ感を再現できる利点はあるが，筋緊張も生じやすい．

22 COLUMN
N-test

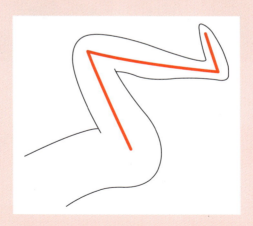

　N-testの「N」と，本テスト開始時の脚が「N」の形に似ていることから，連想しやすいテストである．

73 ピボットシフト テスト

[膝関節] 十字靱帯損傷の検査

pivot-shift test

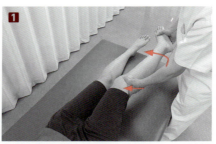

患者に背臥位をとらせ，膝関節 5〜10°屈曲位の状態で，下腿の内旋と膝外反ストレスをかけながら，

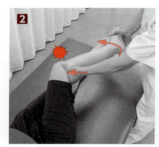
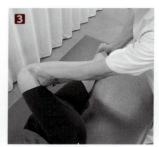

徐々に膝を屈曲していく．

陽性 屈曲 30°付近で急に"ガクッ"という手ごたえの整復する動きを触知する．

前十字靱帯の損傷が疑われる．

| ここに注意！ |

本テストは先の N-Test の逆の操作である．

74 膝蓋骨圧迫テスト

膝蓋周囲の炎症の検査

patella femoral grinding test

Ⅳ 下肢

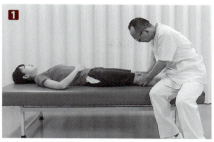

患者を下肢伸展位で背臥位にして，検者は膝蓋骨を上から手指で強く押さえながら，

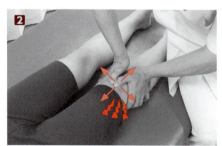

上下左右に動かす．

陽性 摩擦音，疼痛，不快感が生じる．

膝蓋軟骨軟化症，変形性膝関節症などの**膝蓋骨周囲の炎症**が疑われる．

ここに注意！

患者をリラックスさせ，大腿四頭筋を完全弛緩させることが必要である．

75 クラークテスト Clarke test

膝蓋周囲の炎症の検査

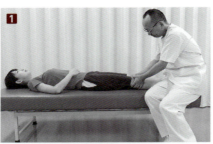

患者を下肢伸展位で背臥位にして，検者は膝蓋骨を頭側から尾側方向に押し付けながら，

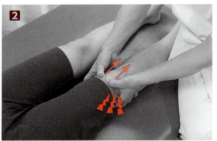

患者に大腿四頭筋を収縮させる．

陽性 摩擦音，疼痛，不快感が生じる．

膝蓋軟骨軟化症，変形性膝関節症などの
膝蓋骨周囲の炎症が疑われる．

ここに注意！

患者をリラックスさせ，大腿四頭筋を完全弛緩させてから，膝蓋骨を尾側方向に移動させることが必要である．患者は疼痛のため大腿四頭筋を十分に収縮させるのが困難なことが多い．

メカニズム　mechanism

●膝蓋骨圧迫テスト

膝蓋骨を上方から押して膝蓋大腿関節面を圧迫してこすりつけると，軟骨表面に異常がある場合，コリコリとした摩擦音や痛みが生じる．

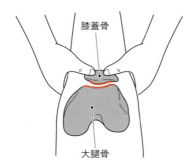

●クラークテスト

大腿四頭筋を弛緩させ，膝蓋骨を押し下げてから，患者に同筋の収縮を指示する．軟骨表面に異常がある場合，コリコリとした摩擦音や痛みが生じる．

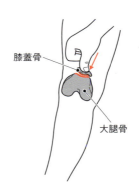

膝蓋骨脱臼の検査

76 膝蓋骨脱臼（亜脱臼）の不安テスト apprehension test for the patella

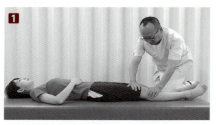

患者に下肢伸展位で背臥位をとらせる．

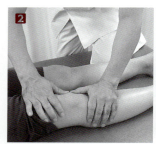

膝の外側部を両手の示指から小指で押さえながら，

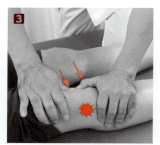

膝蓋骨の内側縁を両母指で外側方向に押す．

陽性 脱臼を防ごうと大腿四頭筋の筋収縮が入ったり，脱臼の再現の恐怖感を訴えたりする．

習慣性膝蓋骨亜脱臼や脱臼が疑われる．

ここに注意！

膝蓋骨を外側方向に移動させるには，患者をリラックスさせ，大腿四頭筋を完全弛緩させることが必要である．患者の表情にも注意する．

メカニズム   mechanism

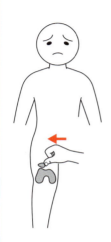

膝蓋骨を他動的に外側に移動させると，患者は脱臼不安感を感じたり，顔つきが変わったりする．

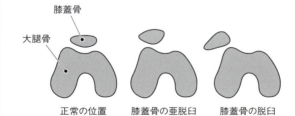

膝蓋骨の脱臼（亜脱臼）は，ジャンプの着地の際に大腿四頭筋が強く収縮したときや膝蓋骨打撲時に発症することが多い．ほとんどが外側に脱臼する．内側広筋が弱いと外側に脱臼しやすい．症状として痛みや腫れがあげられる．

77 膝蓋骨跳動テスト

[膝関節] 関節水腫の検査

patella ballottement test

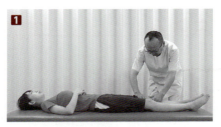

患者に下肢伸展位で背臥位をとらせる.

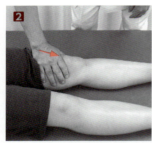

一方の手で膝蓋骨の上方の大腿部を包み込むように押さえ，関節液を膝蓋骨下に集めるようにしながら，

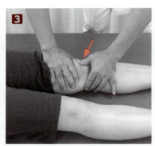

もう一方の手の母指で膝蓋骨を大腿骨の方向に押して，素早く離す.

陽性 膝蓋骨と大腿骨が衝突し，コツコツという音が聞かれたり，液体が溜まって膝蓋骨が浮いた感覚が指先に感じとれたりする.

関節水腫や血腫が疑われる.

ここに注意!

膝関節部分は筋組織が欠けているため，関節内に浸出液が認められる例では，他の関節に比べて判断がつきやすい.

メカニズム　mechanism

　膝関節を伸展位にし，大腿四頭筋の緊張を緩める．膝蓋骨の上部に手を押しあて膝蓋上包部に溜まった関節液（滑液）を下へ押しやる．それにより，溜まった関節液の上を膝蓋骨が浮き沈みする．

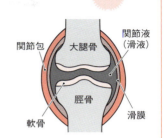

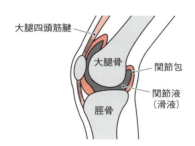

23 COLUMN
関 節 水 腫

　外傷や捻挫，靱帯損傷や軟骨の損傷が原因で発症する．通常，関節内には少量の関節液（滑液）が存在し，関節液（滑液）は関節内の滑膜によって作られる．さまざまな原因により滑膜の炎症が起こると，関節液（滑液）が過剰に分泌される．その結果，関節水腫となる．関節水腫によって関節内圧が高まり膝が不安定になる．症状としては，疼痛や腫脹，熱感，重だるさなどがみられる．

78 グラスピング テスト

[膝関節] 腸脛靱帯炎の検査

grasping test

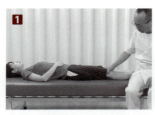

患者に背臥位をとらせ，検者は母指で大腿骨外側上顆の上を通る腸脛靱帯を触知し，同部を圧迫する．

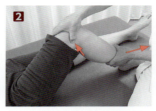

もう一方の手で膝関節90°屈曲位から，

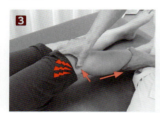

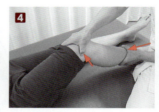

徐々に膝の伸展と屈曲を行う．

陽性 膝関節30°付近で痛みが出現する．症状が強い場合は"ゴリゴリ"とした感じが指に触知できる．

腸脛靱帯炎が疑われる．

| ここに注意！ |

腸脛靱帯炎はランニングによる膝障害の代表で，別名ランナー膝と呼ばれている．

メカニズム　　　mechanism

　ランニングなどのように膝の屈伸運動を繰り返し行うことによって，腸脛靱帯が大腿骨外側上顆と摩擦し，炎症（滑膜炎）を起こす．その結果，大腿骨外側上顆周辺に限局した圧痛が出現する．

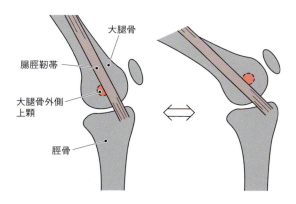

●ポイント

　膝関節外側に疼痛が出現する外側半月板損傷との鑑別が必要．（外側半月板損傷の徒手検査法 → アプレー圧迫テスト，マクマレーテスト）

79 アキレス腱の検査
トンプソン テスト
Thompson test

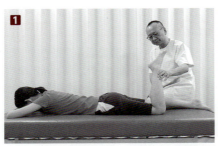

患者に腹臥位をとらせ，一方の手で足部を把持し膝関節を90°屈曲位にする．

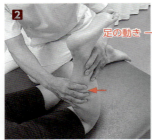

足の動き

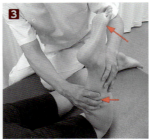

もう一方の手で腓腹部を握って圧迫する．

陽 性 足の底屈がみられない．

アキレス腱の断裂が疑われる．

| ここに注意！

正常では足が底屈する運動がみられる（**3**）．
とくに膝伸展位において同様の手技で行う場合に，シモンズテスト（Simmonds test）とよばれることもある．

メカニズム　　　　　mechanism

通常，腓腹筋中央部を圧迫するとアキレス腱を通じて足関節が底屈する．アキレス腱が断裂し機能しなくなると，足関節の底屈は起こらない．

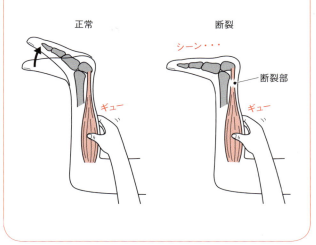

24 COLUMN
アキレス腱断裂

ジャンプや踏み込み時に下腿三頭筋が急激に収縮した時や，着地の際に急激にアキレス腱が引き延ばされた時に発症する．断裂時に「バチッ」と音がすることもある．歩行は可能な場合もあるが，つま先立ちはできない．

80 [足関節] 靱帯の検査
足関節の前方引き出しテスト
anterior drawer test of the ankle

患者に座位をとらせ，ベッドの端から下腿を出し，足関節を軽度底屈位とする．

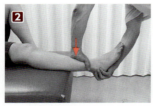

一方の手で下腿遠位部を上から下方向に押さえて固定し，他方の手で踵を包むように持ち，

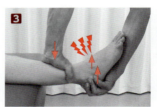

踵部を前方へ引き出す．

陽性 痛みが発生したり，前方への動揺が健側に比べて過度に大きかったり，end feel が消失したりする．

前距腓靱帯の損傷が疑われる．

| ここに注意！|

前距腓靱帯は，足関節捻挫では最も損傷しやすい靱帯である．把持する下腿遠位部と踵部には，互いに拮抗する方向に力を入れるようにする．

25 COLUMN
前 距 腓 靭 帯

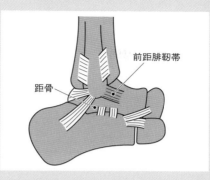

前距腓靭帯
距骨

　前距腓靭帯は，距骨が前方へ動くのを抑制する．足関節底屈で緊張し，足関節の内反を制御する．そのため，前距腓靭帯は，底屈＋内反で最も伸張する．

　足部の上方への動揺が大きければ，前距腓靭帯の損傷を疑う．

26 COLUMN
前 距 腓 靭 帯 損 傷

　足関節を内側に捻って受傷することが多く，スポーツ外傷のなかで最も損傷頻度が高い．外果の前方や下方に疼痛と腫脹が出現する．

[足関節] 靭帯の検査
81 足関節の後方引き出しテスト posterior drawer test of the ankle

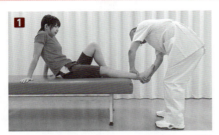

患者に座位をとらせ，ベッドの端から下腿を出し，足関節を軽度底屈位とする．

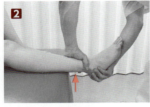

一方の手で下腿遠位部を把持し，他方の手で踵を包むように持ち，下腿遠位部を下から上方向に保持し，

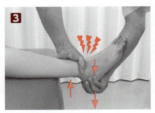

踵部を後方へ押し出す．

陽性 痛みが発生したり，前方への動揺が健側に比べて過度に大きかったり，end feel が消失したりする．

後距腓靭帯の損傷が疑われる．

｜ここに注意！

後距腓靭帯は，深部に位置しており触知ができない．
把持する下腿遠位部と踵部には，互いに拮抗する方向に力を入れるようにする．

27 COLUMN 後距腓靱帯

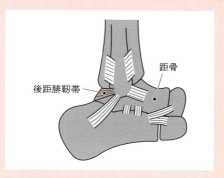

前後距腓靱帯は,外側側副靱帯の中で最も強靱で,底屈時に弛緩する.

足部の下方への動揺が大きければ,後距腓靱帯の損傷を疑う.後距腓靱帯が損傷するのは稀である.

82 足関節の内反ストレステスト

[足関節] 靭帯の検査

inversion stress test of the ankle

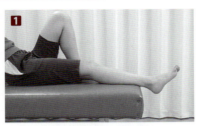

患者に座位をとらせ，ベッドの端から下腿を出し，足関節を軽度底屈位とする．

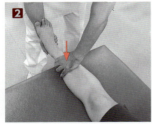

一方の手で下腿遠位部を上方から固定し，他方の手で踵を包むように持ち，

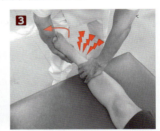

足部を内返しさせる．足関節中間位と底屈位で調べる．

陽性 痛みが発生したり，前方への動揺が健側に比べて過度に大きかったり，end feel が消失したりする．

足関節中間位での陽性は踵腓靭帯，同様に底屈位は前距腓靭帯の損傷が疑われる．

| ここに注意！|

足の底屈，内反による疼痛は，前距腓靭帯損傷の重要な徴候である．

28 COLUMN 踵腓靱帯

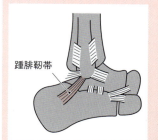

踵腓靱帯は足関節中間位で内転時に緊張して 底屈時には弛緩する．足関節の内反を抑制する働きをもつ．背屈＋内反で最も伸張される．

29 COLUMN 内反捻挫と外反捻挫

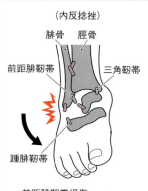

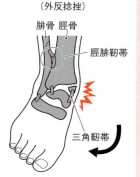

- 前距腓靱帯損傷
- 踵腓靱帯損傷
（習慣性になりやすい）

- 三角靱帯損傷
- 内顆骨折
- 腓骨骨折
- 脛腓関節離開
（重症になりやすい）

83 足関節の外反ストレステスト

[足関節] 靭帯の検査

eversion stress test of the ankle

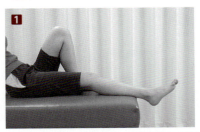

患者に座位をとらせ，ベッドの端から下腿を出し，足関節を軽度底屈位とする．

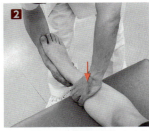

一方の手で下腿遠位部を上方から固定し，他方の手で踵を包むように持ち，

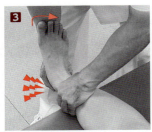

足部を外反させる．

陽性 痛みが発生したり，前方への動揺が健側に比べて過度に大きかったり，end feel が消失したりする．

三角靭帯損傷が疑われる．

ここに注意！

三角靭帯の捻挫では，脛骨の剥離骨折を伴っていることがある．

30 COLUMN
三 角 靱 帯

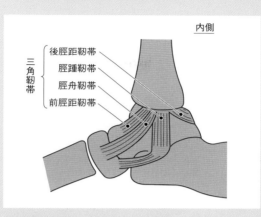

内側
- 後脛距靱帯
- 脛踵靱帯
- 脛舟靱帯
- 前脛距靱帯

（三角靱帯）

三角靱帯は外反ストレスに対し制動する働きをもつ．

三角靱帯は，浅層（脛踵靱帯，脛舟靱帯）と深層（前・後脛距靱帯）に分類され，浅層は外転，深層は外旋を制御する．

31 COLUMN
靱 帯 損 傷 の 程 度 の 分 類

1度	靱帯の一部が瞬間的に伸ばされたのみで，機能的な損傷（靱帯の動揺性・関節の可動域制限）は見られない．
2度	靱帯の部分断裂 足関節の外果の周りに痛み・膨張・内出血が出現．関節の不安定感が出現．
3度	靱帯の完全断裂 受傷後の痛み・膨張が強く足関節外側部全体に不安定感が強く，痛みのため歩行困難．場合によって（スポーツ選手等）手術適応．

84 チネル徴候 Tinel sign

足根管の検査

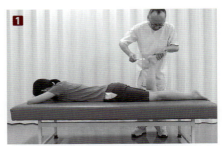

患者に腹臥位をとらせ，一方の手で足部を把持し膝関節90°屈曲位を保持する．

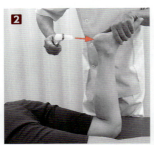 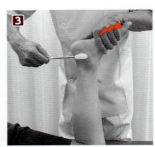

内果後方の後脛骨神経を打腱器で軽く叩打する．

陽 性 足底や足先への放散痛やしびれが生じる．

足根管症候群が疑われる．

ここに注意！

叩打する部分は内果の下後方である．足根管症候群の原因はガングリオンによる神経の圧迫や静脈瘤によるものが多い．

32 COLUMN
足根管

足関節内果下方の足根骨と屈筋支帯により形成されるトンネル

足根管を通るもの
- 後脛骨筋腱
- 長趾屈筋腱
- 後脛骨動脈
- 後脛骨静脈
- 後脛骨神経
- 長母趾屈筋腱

33 COLUMN
足根管症候群

足部の絞扼性神経障害である．脛骨神経が足関節内果後下方の足根骨と屈筋支帯に囲まれたトンネル内で圧迫され，足底部のしびれが起こる．

症状：足底部のしびれ，足根管部痛

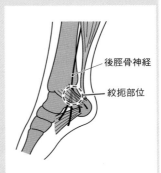

深部静脈血栓症の検査
85 ホーマンズ徴候 Homans sign

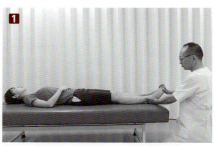

患者に背臥位をとらせ，膝を伸展させて，一方の手で踵部を，もう一方の手で足先部を把持する．

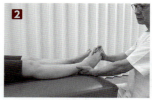

強制的に足関節を背屈させる．

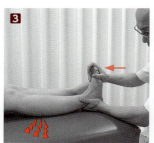

陽性 腓腹部に痛みが生じる．

深部静脈血栓症の可能性がある．

| ここに注意！ |

深部静脈血栓症では，本テストの他に下腿の腫脹，圧痛，熱感などにも注意する．

COLUMN 34 深部静脈血栓症

深部静脈血栓症（DVT）とは，上肢，下肢，骨盤内の深部静脈に血栓が形成されることをさし，不動による静脈血流の停滞，骨折などによる深部静脈の内皮障害，または血液の凝固能亢進により生じる．

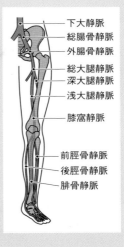

下大静脈
総腸骨静脈
外腸骨静脈
総大腿静脈
深大腿静脈
浅大腿静脈
膝窩静脈
前脛骨静脈
後脛骨静脈
腓骨静脈

下肢の深部静脈血栓症は肺塞栓症の原因となる．

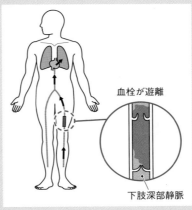

血栓が遊離
下肢深部静脈

86 モートン テスト

足底神経腫（モートン病）の検査

Morton test

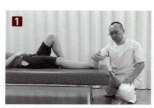

患者に背臥位をとらせ，膝伸展位とする．

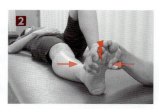

一方の手で中足骨アーチに内外側から圧迫を加える．

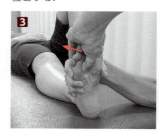

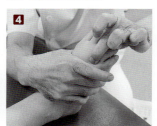

陽性 第3，4趾間か第2，3趾間に圧痛や放散痛が生じる．

足底神経腫（モートン病） が疑われる．

| ここに注意！

腫瘤を触知できることはあまり多くないが，もう一方の手で足趾を背屈しながら中足骨アーチを内外側から押すと神経腫の動きが捉えやすい（**3**，**4**）．

35 COLUMN モートン病

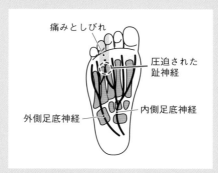

足底神経腫が原因であること以外に,ハイヒールを履いたり,中腰で作業をしたり,つま先立ちで過ごす時間が多いことが原因で引き起こされる.一般的に,圧痛や,2指にまたがって生じるしびれや感覚鈍麻が主症状となる.

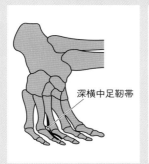

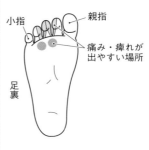

付録

反射テスト

- A. 深部腱反射
- 上腕二頭筋腱反射
- 腕橈骨筋腱反射
- 上腕三頭筋腱反射
- 膝蓋腱反射
- アキレス腱反射
- B. クローヌス
- 膝クローヌス
- 足クローヌス
- C. 病的反射
- 下顎反射
- ホフマン反射
- トレムナー反射
- ワルテンベルク反射
- バビンスキー反射
- チャドック反射
- オッペンハイム反射
- ゴードン反射
- シェーファー反射
- ゴンダ反射
- メンデル・ベヒテレフ反射
- ロッソリモ反射
- マリー・フォア反射

deep tendon reflex；DTR

A. 深部腱反射

　検査の際には，患者をリラックスさせ，健側と比較しながら実施する．反射の程度には亢進，正常，減弱（低下），消失があるが，個人差が大きいので左右差を比較することが必須となる．左右差があれば必ず器質的な病変が存在すると判断できるが，左右が同程度に亢進または減弱している場合には病的でないことが多い．反射の亢進は，支配髄節よりも中枢部での障害を，減弱や消失はその反射弓の障害が示唆される．

　ハンマー（打腱器）の種類には，頭部が三角頭のものと丸い頭（クインスクエア型）のものがある．ハンマーの柄は強く握らず，指で軽くつまむ感じで，手首のスナップを使う．重力を利用するだけで十分である．

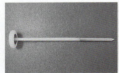 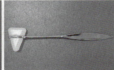

●上腕二頭筋腱反射（C5） Biceps reflex

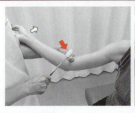 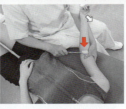

　上腕二頭筋は，C5, 6から筋皮神経を経て支配されているが，主にC5支配である．検査では患者の前腕を検者の前腕に載せ，肘90°程度屈曲，前腕回外位で上腕二頭筋腱を叩打するが，三角頭のハンマーの細い方の端を用い，検者の母指の爪を叩打するとよい．正常では，上腕二頭筋が収縮し，軽く肘屈曲が生じる．

●腕橈骨筋腱反射（C6） Brachioradialis reflex

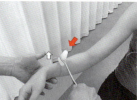 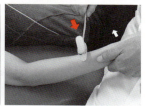

腕橈骨筋は，C5，6から橈骨神経を経て支配されているが，主にC6支配である．検査では患者に肘関節と手関節をリラックスさせ，前腕遠位部の腕橈骨筋腱を叩打する．ハンマーは三角頭の平らな方の端を用いるとよい．正常では，腕橈骨筋の収縮と前腕の軽度の橈側への動きがみられる．

●上腕三頭筋腱反射（C7） Triceps reflex

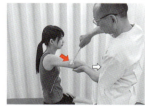 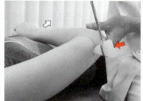

上腕三頭筋は，C7，8から橈骨神経を経て支配されているが，主にC7支配である．検査では患者に肘関節軽度屈曲位でリラックスさせ，肘頭近位の上腕三頭筋腱を叩打する．正常では上腕三頭筋が収縮し軽度の肘伸展が起こる．

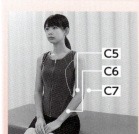

【上肢の深部腱反射と神経支配の関係】

上腕二頭筋腱反射 ▶ **C5**
腕橈骨筋腱反射　 ▶ **C6**
上腕三頭筋腱反射 ▶ **C7**
　…………と覚えておくとよい．

●膝蓋腱反射（L4） patellar tendon reflex

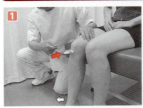
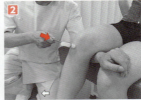
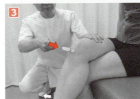
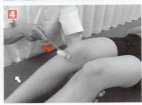

膝蓋腱反射は，L2，3，4から大腿神経を経て支配されているが，主にL4支配である．検査では患者に両下肢をリラックスしてもらい，膝蓋骨の下方の膝蓋腱を確認し叩打する．座位がとれる場合は，下腿をぶらりと下垂させるか（**1**），検者の前腕を患者の大腿遠位部後面に入れるか（**2**），または患者に膝を組ませる（**3**）方法で行う．座位がとれない場合には，検者は膝窩部に手を入れて膝関節を20°程度屈曲位で支えて行う（**4**）．正常では大腿四頭筋が収縮し，軽度の膝伸展がみられる．

【Jendrassik 法】

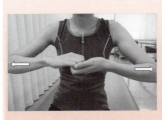

反射への反応が弱く，反射が存在するのか否かを判断する際には，両手指を曲げて組ませ，両肘を外側に向かって力強く引っ張るように指示してから，膝蓋腱を叩打するジェンドラシック（Jendrassik）法を用いるとよい．この方法によって反射が出やすくなる．

●アキレス腱反射（S 1） Achilles tendon reflex

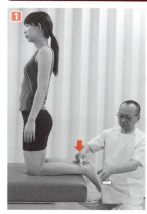
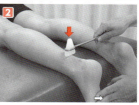
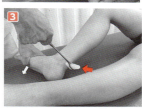

アキレス腱反射はL5，S1，2から脛骨神経を経て支配されているが，主にS1支配である．検査では，患者に両膝立ちの肢位をとらせる（1），腹臥位で診察台の縁から両足を出させる（2），背臥位で股関節外転・外旋，膝屈曲位をとらせる（3）などの方法がある．軽度背屈させてアキレス腱の両側の陥凹部をハンマーの三角頭の平らな方の端を用いて叩打する．正常では下腿三頭筋の収縮がみられ，軽度の足の底屈が認められる．なお反射への反応がはっきりしない場合は，左ページに紹介したJendrassik法を用いるとよい．

【下肢の深部腱反射と神経支配の関係】

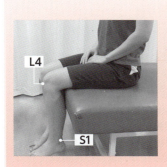

膝蓋腱反射　▶ **L4**
アキレス腱反射▶ **S1**
…… と覚えておくとよい．

clonus

B. クローヌス

クローヌスは，中枢神経性障害においてしばしば観察される．筋や腱の急激に他動的な伸張によって生じる規則的かつ律動的に筋収縮が付随的に連続して出現する運動であり，深部腱反射の亢進と同じ意義がある．

●膝クローヌス　patellar clonus

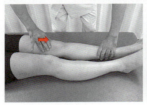 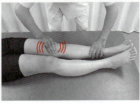

患者を膝伸展位で背臥位とし，検者は患者の膝蓋骨上部を一方の手の母指と示指・中指で挟み込むように把持して，末梢方向に急に押し下げる．大腿四頭筋に間代性の収縮が起こり，膝蓋骨が上下に連続して動けば陽性である．膝蓋腱反射の亢進と同じ意味がある．

●足クローヌス　ankle clonus

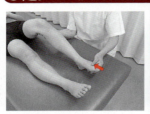 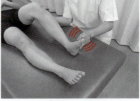

患者を背臥位とし，検者は片手を膝の下に入れて膝屈曲位にして，他方の手を足底の足先を把持し，急激に背屈させる．下腿三頭筋が間代性に収縮し，足の背屈底屈が繰り返されれば陽性である．アキレス腱反射が亢進していることと同じ意義がある．

pathological reflex

C. 病的反射

　病的反射は上位運動ニューロンの障害によって出現する反射で，正常では認められない．ただし，乳幼児では正常児でも出現するが，発達とともに消失するので，発達の評価としても用いられる．

●下顎反射　　　　　　　　　　　　　　jaw jerk reflex

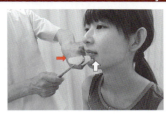

　患者に軽く開口させて，検者の示指を下顎に当て，この指の上をハンマーで叩く．咬筋が収縮して下顎が動き口を閉じれば陽性である．

●ホフマン反射　　　　　　　　　　　　Hoffmann reflex

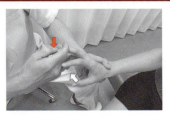

　患者の前腕を回内位として中指の中節部を検者の示指と中指ではさみ，母指で患者の中指爪の部分を鋭く掌側に弾く．母指の内転運動が起これば陽性である．

●トレムナー反射　Tromner reflex

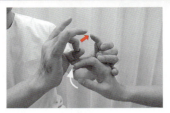

　患者の手関節を軽く背屈, 手指を軽く屈曲させて, 検者は患者の中指末節を挟んで保持し, 中指で弾く. 母指が内転すれば陽性である.

●ワルテンベルク反射　Wartenberg reflex

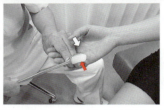

　患者の前腕を回外位とし, 指を軽く曲げさせ4指に検者の中指と示指を横に置いて叩打する. 母指の屈曲が起これば陽性である.

●バビンスキー反射　Babinski reflex

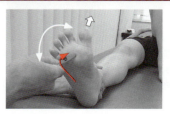

　患者の足底の外側部から第2趾基部に向かって, ハンマーの柄の先端などでこすり上げる. 母趾の背屈が起これば陽性である. また四趾にいわゆる開扇現象を認められる.

●チャドック反射　　　Chaddock reflex

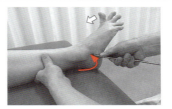

　患者の足の外顆部の後縁から前へ弧を描くようにハンマーの柄の先端でこする．母趾が背屈すれば陽性である．

●オッペンハイム反射　　　Oppenheim reflex

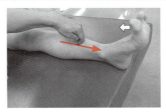

　患者の脛骨内縁を上方から下方へこする．母趾の背屈が起これば陽性である．

●ゴードン反射　　　Gordon reflex

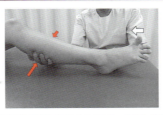

　患者の腓腹部を手指で強くつまむ．母趾の背屈が起これば陽性である．

●シェーファー反射　　　Schaeffer reflex

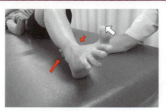

患者のアキレス腱を強くつまむ．母趾が背屈すれば陽性である．

●ゴンダ反射　　　Gonda reflex

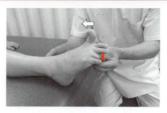

患者の第4趾をつまみ強く底屈させる．母趾の背屈が起これば陽性である．

●メンデル・ベヒテレフ反射　　　Mendel-Bechterew reflex

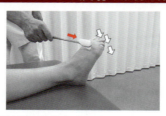

患者の足背外側近位部を叩打する．足趾の底屈がみられれば陽性である．一般的にはロッソリモ反射より感度が劣るが，バビンスキー反射より早期に異常が出現するとさている．

●ロッソリモ反射　Rossolimo reflex

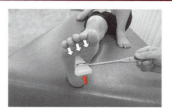

　患者の足底の足球部あるいは足底中央部を叩打する．足趾が屈曲すれば陽性であるが，生理的な足底筋反射亢進時にも出現することがある．

●マリー・フォア反射　Marie-Foix reflex

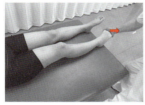 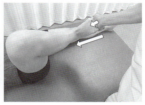

　患者の足趾全体を握り，強く底屈させる．下肢全体が屈曲し足部が背屈すれば陽性である．

索 引

あ
アイヒホッフテスト ……………104
アキレス腱 ……………………149
アキレス腱断裂 ………………148
アキレス腱反射 ………………169
足クローヌス …………………170
亜脱臼，膝関節の ……………136
アドソンテスト …………………18
アプレー圧迫テスト ……………122
アプレー牽引テスト ……………126
アプレースクラッチテスト ……62
アリステスト ……………………118
アレンテスト ……………………16
アンテリオアーアプリヘンション
　テスト …………………………74
アンビルテスト …………………119

い
イートンテスト ………………6, 7

え
腋窩神経麻痺 …………………78
エデンテスト ……………………20
エリーテスト …………………112

お
オーベルテスト ………………114
オッペンハイム反射 …………173

か
回旋筋腱板 ……………………63
開扇現象 ………………………172
外側尺骨側副靱帯 ……………95
外側側副靱帯 ……………94, 127
外側橈骨側副靱帯 ……………95
外反ストレステスト，足関節の
　…………………………………156
外反ストレステスト，膝関節の
　アドソンテスト ………………128
外反ストレステスト，肘関節の
　…………………………………96
外反捻挫 ………………………155
過外転テスト ……………………10
下顎反射 ………………………171

肩関節の不安定性テスト ………79
肩腱板 …………………………62
肩引き下げテスト ………………4
関節血腫 ………………………144
関節水腫 ………………………144

き
逆ファレンテスト ………………98
胸郭出口症候群 ………7, 10, 12
狭窄性腱鞘炎 …………………104
強直性脊椎炎 …………………31
棘下筋 …………………………63
棘上筋 …………………………63
棘上筋腱炎 ……………………62
棘突起叩打テスト ………………26

く
クインスクエア型 ……………166
クラークテスト ………………140
グラスピングテスト …………146
クリック音 ……………………125
クローヌス ……………………170

け
頸椎牽引テスト …………………8
頸椎症性神経根症 ………………7
頸椎神経根 ……………………2, 5
頸椎椎間孔の狭窄 ………………2
頸肋 ……………………………12
肩甲下筋 …………………63, 66
ゲンスレンテスト ………………50
腱板炎 ……………………64, 70
腱板損傷 ………………………66
腱板断裂 …………………64, 70
ケンプテスト ……………………32
肩峰下滑液包炎 …………64, 70

こ
後十字靱帯 ……………127, 133
後十字靱帯損傷 ………………132
後仙腸靱帯 ……………………53
後方落ち込みテスト …………135
後方引き出しテスト ……132, 152
コーゼンテスト ………………88
ゴードン反射 …………………173
股関節脱臼 ……………………118
股関節の屈曲拘縮 ……………110
後距腓靱帯 ……………………153

後距腓靭帯損傷	152
ゴルフ肘	92
ゴルフ肘テスト	92
ゴンダ反射	174

さ

鎖骨下動脈	11, 12
坐骨神経	37
坐骨神経根	34
詐病	45
サルカスサイン	78
三角靭帯	157
三角靭帯損傷	155, 156
三分間挙上負荷テスト	24

し

シェーファー反射	174
ジェンドラシック法	168
指床間距離	30
膝蓋腱反射	168
膝蓋骨圧迫テスト	139
膝蓋骨脱臼の不安テスト	142
膝蓋骨跳動テスト	144
膝蓋軟骨軟化症	139
シモンズテスト	148
斜角筋症候群	12, 14, 16, 18
ジャクソンテスト	2
尺骨神経	85
尺骨神経炎	86
尺骨神経溝	86
尺骨神経麻痺	102
尺骨動脈	106
習慣性膝蓋骨亜脱臼	142
十字靭帯損傷	130
手根管	99
手根管症候群	98, 101
小円筋	63
小胸筋症候群	12
踵骨骨折	119
踵腓靭帯	155
踵腓靭帯損傷	154
上腕骨外側上顆炎	88, 89
上腕骨内側上顆炎	92
上腕三頭筋腱反射	167
上腕二頭筋	81
上腕二頭筋腱反射	166

上腕二頭筋長頭腱炎	80
ショーバーテスト	31
尻上がり角	112
尻上がり現象	112
神経性	13
靭帯損傷の分類, 足関節の	157
深部位置覚	25
深部腱反射	166
——, 下肢の	169
——, 上肢の	167
深部静脈血栓症	161

す

髄液圧	48
髄膜	48
スパーリングテスト	3
スピードテスト	80

せ

脊髄癆	25
脊椎圧迫骨折	26
前距腓靭帯	151
前距腓靭帯損傷	150, 154
前斜角筋	23
前十字靭帯	127, 131
前十字靭帯損傷	130
前仙腸靭帯	53
仙腸関節	50
前方引き出しテスト	130, 150

そ

足根管	159
足根管症候群	159
足底神経腫	162
側副靭帯損傷の症状	129

た

第一伸筋腱区画	105
大胸筋	69
大腿筋膜張筋	115
大腿骨頚部骨折	118
大腿神経	47
大腿神経根	46
大腿神経伸展テスト	46
大腿直筋	113
——の短縮	112
打腱器	26, 166
短橈側手根伸筋	91

ち

- 短母指伸筋 …………………… 105
- チネル徴候, 足部の ………… 158
- チネル徴候, 手関節の ……… 100
- チネル徴候, 肘関節の ………… 86
- チャドック反射 ……………… 173
- 中斜角筋 ………………………… 23
- 中足骨アーチ ………………… 162
- 中殿筋 ………………………… 116
- 肘部管 …………………………… 85
- 肘部管症候群 …………………… 84
- 腸脛靭帯 ……………………… 114
- 腸脛靭帯炎 …………………… 146
- 長母指外転筋 ………………… 105
- 腸腰筋 ………………………… 111

つ

- 椎間板障害 ……………………… 26
- 椎間板内側ヘルニア …………… 33
- 椎間板ヘルニア ……… 33, 37, 39

て

- テニス肘 ………………………… 88

と

- 凍結肩 …………………………… 62
- 橈骨動脈 ……………………… 106
- トーマステスト ……………… 110
- ドケルバン病 ………………… 105
- トレムナー反射 ……………… 172
- トレンデレンブルグ徴候 …… 116
- トレンデレンブルグテスト …… 116
- ドロップアームテスト ………… 66
- トンプソンテスト …………… 148

な

- 内側側副靭帯 ……………… 96, 127
- 内反ストレステスト, 足関節の
  …………………………………… 154
- 内反ストレステスト, 膝関節の
  …………………………………… 128
- 内反ストレステスト, 肘関節の
  …………………………………… 94
- 内反捻挫 ……………………… 155

に

- ニアーインピンジメントサイン・70
- ニュートンテスト ……………… 52

の

- 脳卒中 …………………………… 78

は

- 肺塞栓症 ……………………… 161
- パトリックテスト …………… 54, 120
- バビンスキー反射 …………… 172
- ハムストリングス ……………… 35
  - ――の短縮 …………………… 30
- バルサルバ検査 ………………… 49
- ハルステッドテスト ………… 7, 14
- 半月板損傷 ……………… 122, 123
  - ――の圧痛部位 …………… 125
- 反復性肩関節後方脱臼 ………… 76
- 反復性肩関節前方脱臼 ………… 74
- ハンマー ……………………… 166

ひ

- ビーバー徴候 …………………… 27
- 膝クローヌス ………………… 170
- 肘屈曲テスト …………………… 84
- 腓腹筋 ………………………… 149
- ヒブステスト …………………… 56
- ピボットシフトテスト ……… 138
- 病的反射 ……………………… 171

ふ

- ファベレテスト ……………… 54, 120
- ファレンテスト ………………… 98
- フィンケルスタインテスト … 104
- ブラガードテスト ……………… 38
- フリップサイン ………………… 44
- フローマン徴候 ……………… 102

へ

- ペインフルアークサイン ……… 73
- 変形性膝関節症 ……………… 139

ほ

- ボウストリング徴候 …………… 42
- ホーキンスインピンジメント
  サイン ………………………… 72
- ホーマンズ徴候 ……………… 160
- ポステリオアーアプリヘンション
  テスト ………………………… 76
- ホフマン反射 ………………… 171
- ボンネットテスト ……………… 40

ま

- マイナー徴候 …………………… 34

マクマレーテスト	124
末梢神経麻痺,上肢の	103
マリー・フォア反射	175

み

脈管性	13
ミリグラムテスト	48

め

メンデル・ベヒテレフ反射	174

も

モートンテスト	162
モートン病	162
モーレイテスト	22

や

ヤーガソンテスト	82

ゆ

有痛弧徴候	64, 73
指伸展テスト	90

よ

腰椎神経根	32
腰椎前弯	111
腰椎椎間板ヘルニア	35
腰部脊柱管狭窄症	33

ら

ライトテスト	10
ラセーグテスト	36
ラックマンテスト	134
ランナー膝	146

り

梨状筋	59
梨状筋症候群	40, 52, 58
リストアレンテスト	106
リフトオフテスト	68

る

ルーステスト	24

ろ

ローテーターカフ	63
肋鎖症候群	12, 14, 20
ロッソリモ反射	175
ロンベルグ徴候	25

わ

ワルテンベルク反射	172
腕神経叢	12
腕橈骨筋腱反射	167

欧文

Achilles tendon reflex	169
Adson test	18
Allen test	16
Allis test	118
ankle clonus	170
anterior apprehension test	74
anterior drawer test	130
—— of the ankle	150
Anvil test	119
Apley compression test	122
Apley distraction test	126
Apley scratch test	62
apprehension test for the patella	142
Babinski reflex	172
Beevor sign	27
Biceps reflex	166
Bonnet test	40
bowstring sign	42
Brachioradialis reflex	167
Bragard test	38
cervical distraction test	8
Chaddock reflex	173
Clarke test	140
clonus	170
Cozen test	88
deep tendon reflex	166
drop arm test	66
DTR	166
DVT	161
Eaton test	6
Eden test	20
Eichhoff test	104
elbow flexion test	84
Ellman の方法	72
Ely test	112
eversion stress test of the ankle	156
Fabere test	54, 120
femoral nerve stretch test	46
FFD	30
finger extension test	90
finger-floor distance	30

Finkelstein test ……………… 104	patellar clonus ………………… 170
Flip sign ……………………………44	patellar tendon reflex ………… 168
FNST …………………………………46	pathological reflex ……………… 171
Froment sign ………………… 102	Patrick test ………………54, 120
Gaenslen test ………………………50	Phalen test ……………………………98
golfer's elbow test ………………92	pivot-shift test ………………… 138
Gonda reflex ………………… 174	posterior apprehension test ……76
Gordon reflex ………………… 173	posterior drawer test ………… 132
grasping test ………………… 146	—— of the ankle …………… 152
Halstead test ………………………14	posterior sag test ……………… 135
Hawkins impingement sign ……72	Romberg sign …………………………25
Hibbs test ………………………………56	Roos test ……………………………24
Hoffmann reflex ……………… 171	Rossolimo reflex ……………… 175
Homans sign ………………… 160	Schaeffer reflex ……………… 174
inversion stress test of the ankle	Schober test ……………………………31
……………………………… 154	shoulder depression test ………… 4
Jackson compression test ……… 2	Simmonds test ………………… 148
jaw jerk reflex ………………… 171	SLR テスト ……………………………35
Jendrassik 法 ………………… 168	spasm ……………………………………30
K. ボンネットテスト ………………58	Speed test ……………………………80
Katayama's Bonnet test …………58	spinal percussion test ……………26
Kemp test ……………………………32	Spurling test ………………………… 3
Lachman test ………………… 134	straight leg raising test …………35
Lasègue test ………………………36	Sulcus sign ……………………………78
lift off test ……………………………68	Thomas test ……………………… 110
Loose shoulder ……………………78	Thompson test ………………… 148
Marie-Foix reflex ……………… 175	Tinel sign ………………………86, 158
McMurray test ………………… 124	Tinel wrist sign ……………… 100
Mendel-Bechterew reflex …… 174	Trendelenburg sign …………… 116
Milgram test ………………………48	Trendelenburg test …………… 116
Minor sign ……………………………34	Triceps reflex ………………… 167
Morley test ……………………………22	Tromner reflex ………………… 172
Morton test ……………………… 162	UE claudication ………………………13
Nakajima test ………………… 136	valgus stress test ………… 96, 128
Neer impingement sign …………70	Valsalva maneuver …………………49
Newton test ………………………52	varus stress test ………… 94, 128
N-test ………………………… 136	Wartenberg reflex …………… 172
Ober test ……………………… 114	Wright test ……………………………10
Oppenheim reflex ……………… 173	wrist Allen test ……………… 106
painful arc sign ……………………64	Yergason test ………………………82
patella ballottement test ……… 144	
patella femoral grinding test	
……………………………… 139	

【著者略歴】

高橋 仁美(たかはし ひとみ)
- 1983年　専門学校社会医学技術学院理学療法学科卒業
- 同　年　市立秋田総合病院技師
- 1993年　市立秋田総合病院リハビリテーション科主任
- 2002年　同副技師長
- 2006年　同技師長
- 2011年　秋田大学大学院医学系研究科医学専攻博士課程修了
- 2020年　国際医療福祉大学保健医療学部理学療法学科教授
- 2021年　福島県立医科大学保健科学部理学療法学科教授

金子 奈央(かねこ なお)
- 2007年　下関看護リハビリテーション学校理学療法学科卒業
- 同　年　特定医療法人社団松涛会安岡病院
- 2011年　特定医療法人社団松涛会彦島内科訪問リハビリテーション
- 同　年　日本福祉大学福祉経営学部医療福祉マネジメント学科卒業
- 2012年　社会医療法人財団石心会川崎幸病院
- 2015年　弘前大学大学院保健学研究科保健学専攻博士前期課程修了
- 2016年　医療法人鉄蕉会亀田リハビリテーション病院
- 2017年　京都大学医学部附属病院
- 2021年　訪問看護ステーション鶴見

整形外科テストポケットマニュアル
臨床で使える徒手的検査法86　　ISBN978-4-263-21733-7

2016年 5 月25日　第1版第1刷発行
2023年 1 月10日　第1版第8刷発行

著　者　高　橋　仁　美
　　　　金　子　奈　央
発行者　白　石　泰　夫

発行所　医歯薬出版株式会社

〒113-8612　東京都文京区本駒込1-7-10
TEL. (03)5395-7628(編集)・7616(販売)
FAX. (03)5395-7609(編集)・8563(販売)
https://www.ishiyaku.co.jp/
郵便振替番号 00190-5-13816

乱丁,落丁の際はお取り替えいたします　　印刷・あづま堂印刷／製本・皆川製本所
© Ishiyaku Publishers, Inc., 2016. Printed in Japan

本書の複製権・翻訳権・翻案権・上映権・譲渡権・貸与権・公衆送信権(送信可能化権を含む)・口述権は,医歯薬出版(株)が保有します.
本書を無断で複製する行為(コピー,スキャン,デジタルデータ化など)は,「私的使用のための複製」などの著作権法上の限られた例外を除き禁じられています.また私的使用に該当する場合であっても,請負業者等の第三者に依頼し上記の行為を行うことは違法となります.

JCOPY <出版者著作権管理機構 委託出版物>
本書をコピーやスキャン等により複製される場合は,そのつど事前に出版者著作権管理機構(電話 03-5244-5088, FAX 03-5244-5089, e-mail : info@jcopy.or.jp)の許諾を得てください.